それでもまだ新型コロナワクチンを信じますか？

生き残るために知るべきこと

ワクチン開発経験者　久留義寿
社会活動研究科　植本俊介

序章

（新型）コロナワクチン後遺症時代に備えて

●新型コロナワクチンによる本当の死亡者数を予測する

２０２３年５月８日以降、新型コロナ（以後コロナ）感染症が２類相当から５類に変更され、７月にまた９波が来ているようだと、政府の新型コロナ対策分科会の尾身茂会長はおっしゃられていますが、コロナ禍、はほぼ収束したと見られます。

しかしその反面、コロナワクチンの副作用による被害は増加しています。

２０２３年５月現在、ワクチン接種による死亡者は約２０００人ですが、実際の被害はそれ以上だと考えられます。私は15万人くらいだと見積もっています。それにもかかわらず、日本では未だにワクチン接種が推奨されています。

ハンクアーロンさんをご存じでしょうか？　彼は王貞治さんが世界一のホームラン王になるまで、その座にいた人で、アメリカで人気のある人物です。

彼は２０２１年１月５日、テレビや各種メディアの前でモデルナワクチンを打ち、「ほら、こんなに安全ですよ」と言いました。しかし、ワクチン接種から17日後に突然、死亡しました。彼は就寝中に突然亡くなったとされています。このニュースは日本で医療従事者へのワクチン接種が始まる直前に起こりましたが、この事実はほとんど報道されませんでした。

他にワクチン接種後にスポーツ界で死亡した例としては、中日ドラゴンズの木下雄介投手が挙げられます。また、（ＦＩＦＡ加盟国の）サッカー選手たちに心筋炎が次々と発症し、死者数が通常の３倍（年平均）に増加しているとの報告があります。異常ですね。

日本でもスポーツ選手が、ワクチン接種のＣＭで起用されています。「大切な人を守るために」とか、「後悔しないために」などというメッセージを発していますが、ワクチンを接種して大切な人を失ってしまい、その怒りの矛先をどこに向ければいいのか分からない人も、数多く存在しています。

中学生の野球部員が、新型コロナワクチンを接種して帰宅し、その４時間後にお風呂で亡くなってしまうといったケースも報告されています。また、死亡はしなかったものの、ワクチン接種後に普通には歩けなくなった小学生の少女もいます。

これでいいのでしょうか？

ワクチンを推奨する限り、被害は続くでしょう。また、ワクチン接種を中止しても、ワクチン後遺症は永遠に続く可能性があります。

新型コロナに関連する死亡者数を、大胆に予想します。

◆2023年5月9日現在、想定される死亡者数（公式、報告）
【A】コロナ感染死亡者数　約5万人（7万4694人／厚労省ホームページ）
【B】ワクチン接種後死亡者数　約15万人（約2000人）

【B】が【A】の約3倍であると予想しましたが、「何をバカな、気違いじみている」と一蹴しないでください。

【A】の評価を考察する前に、世界保健機構（以下WHO）の通達により、感染陽性者が死亡した場合、交通事故死であろうが自殺であろうが、コロナ感染死として集計される基準に則っています。

また、PCR検査は特異性がそれほどないため、症状の軽い人や陰性者にも疑陽性の結果が出ることが多々あり、信頼性に疑問が生じています。そのため、アメリカ疾病予防管理センター（以下CDC）は、代替検査を模索しています。

さらに、死者数についても、コロナがほぼ重症化しなくなった時から、ＷＨＯの基準ではコロナ感染死としてカウントされた人々の中には、実際には呼吸器や肺に病変がない人がほとんどだったと、いくつかの地方自治体が発表していました。

つまり、常識的にはコロナ感染死とは考えにくい人々がコロナ死としてカウントされています。このような事例を考慮すると、公式の死亡者数が７万５千人であっても、実際にはその半数ぐらいの数になる可能性があります。多く見積もっても、せいぜい約５万人程度だと想定します。

【Ｂ】の評価も考察しましょう。

新型コロナワクチンが不必要なもので、安全性が取れてないものを日本人に人体実験されたのですから、あまりにも多くの犠牲が出てしまいました。

スパイク蛋白が正常細胞に発現されて（そのため自己細胞が異物になる）免疫攻撃を受けるのですから、自己免疫疾患や免疫抑制が起きるのは当然でしょう。ワクチン会社が予想できないはずはありません。だからこそ、陰謀論とも言われているわけです。

世界中が騙されてしまいましたが、今もワクチンが正義の味方と思っている政府は日本だけです。なんと情けないことでしょう。知性も倫理感もないのでしょうか？

新型コロナワクチンの死亡者数が約15万人と予想するのは、アメリカ人口（3・3億人）と3回接種率（55％）でワクチン接種後死亡者は30万人と見積もられています。日本に当てはめると人口（1・3億人）、回接種率（65％）だから計算すると約15万人になります。

また、新型コロナワクチンの接種が開始（2021年2月）されてから、超過死亡（特定の期間において、予想される平均死亡数を上回る追加の死亡数）が30万人を超えています。

これは2回接種率が86％、3回接種率が65％にもおよぶ国内大イベントであることから、因果関係があると想定されます。

2021年からこの大天災があったわけではないので、30万人の大部分がワクチン接種後死に関係していると考えられます。20万人と見積もりたいところですが、やや多過ぎるかもしれません。

したがって、【B】のワクチン接種死亡者数は、少なめに見積もって15万人くらいになると予想することとします。

もう今後、【A】はそれほど増えませんがBはワクチン接種している限りどんどん増えていきます。

それゆえ、これからは必ずやワクチン後遺症の時代です、いや地獄の到来かもしれません。

●コロナ禍の動きを振り返ってみる

ここ3年の動きを、大まかに振り返ってみましょう。

2020年2月3日にダイヤモンドプリンセス号が横浜に寄港し繋留、検疫（～13日）2月13日に、国内最初の新型コロナ死亡者が出ます（横浜、80歳女性）。

この頃より、コロナ禍が始まりました。

世界ではコロナがパンデミックになりますが、日本では感染率・死亡率は、欧米より2桁のほど低く、非常に少ないものでした。

2021年2月より医療従事者よりワクチン接種が始まり、4月には一般向けに、また7月からは12～17歳が対象に加わりました。そして7月当時、半年もたたないうちに700人以上の接種後の死亡が厚労省の副反応疑い報告が出ていたのです。

新型コロナワクチンの接種に関しては、当初、他国に対して出遅れていました。しかし、すぐさま追いつき追い抜くことになります。

2022年後半から、日本は「新型コロナワクチン接種率」で世界1位となり、現在も維持しています。

ところが、それにも関わらず、「新型コロナ感染率」や「新型コロナ死亡率」も1位になったのです。何かおかしくないでしょうか?

2020年は、新型コロナの「感染率」「死亡率」ともに欧米の100分の1ほど低く、世界一低い死亡率でした。新型コロナに感染・死亡しにくい国から、わずか1年半後には、逆に、新型コロナに最も罹りやすく、最も死亡率の高い国になりました。

なにが悪かったか一目瞭然です。

日本政府の「ワクチン至上主義」であり、「ワクチン絶対主義」です。

2021年6月、国内の医師390人と地方議員60人が、連名で「新型コロナワクチン接種中止を求める嘆願書」を厚労省に提出しています。

発起人の高橋徳・米ウィスコンシン医科大名誉教授(クリニック徳院長)は、会見で「死亡率が非常に低く、感染者の80%が軽症にもかかわらず、安全性もまだわかっていない遺伝子ワクチンを国民全員に接種させる必要がありのか疑問だ」と述べています。

新型コロナワクチンは、まだ治験中のものであり、しかも安全性に疑問を持たれています。これでは国民全体がモルモットにされていることと同じです。そんな必要がどこにあるのでしょうか？

これに対して、河野太郎氏はこの医師たちと話し合うこともせず、ブログで論点をずらしながら彼らのことをデマと断罪しました。

「中には医者の免許を持っているにもかかわらず、デマを流す人もいます」「ワクチンデマを流す目的は、一、ワクチンを批判して、自分の出版物やオリジナル商品に注目を引き寄せて、お金を稼ぐ」（二、三略）。四、自分に注目を集めたい、ということが大きいと言われています」と。

また、河野太郎氏は、「自分の言ったこと以外は全てデマだ」とか、「アメリカでは2億回以上打っていますが、今まで死んだ人はいません」などと、信じられない発言をしています。

この時、アメリカでは1万人以上のワクチン接種後の死者が出ています。日本人も少なくとも300人以上の方が亡くなっています。その事実を何だと思っているのでしょうか？

新型コロナワクチンによる遺族の感情を逆なでしており、許されることではないと思います。

さらに「全責任は、私がとる」と言いながら、ワクチン後遺症がだんだん表面化してくると、「副反応に責任を取るとは言ってない」「私は単なる運び屋だ」と逃げの姿勢を見せています。

政府やＰＭＤＡ（医薬品医療機器総合機構）は、コロナワクチン死の因果関係を認めません。認めてしまったら、空前絶後の医療被害になるでしょう。国や政府が認めないので、現在、大変な時代になり始めています。

水俣病は原因が認められてから50年が経過しますが、被害訴訟はまだ続いています。新型コロナが２類から５類に変更された１週間後の５月15日に、ＮＨＫが初めてコロナワクチン遺族の会を取り上げると、友人から知らせが来ました。しかし、その内容はひどい放送でした。

「ワクチン死」を「コロナ死」にすり替えていました。重大な放送法違反だと言えます。国もＮＨＫも「ワクチン死」をなかったものとしようとしています。しかし、国民にはもう見え見えの行為です。

【2020 年】　1/ 6……武漢で原因不明の肺炎発生と厚労省が注意喚起
1/14……WHO が新型コロナウイルスを確認□□（遅すぎ）
1/15……日本国内で初の感染者確認
第 1 波……　2/ 3……感染発生のクルーズ船「ダイヤモンド・プリンセス」号が横浜に入港
2/13……80代の女性が国内初の感染死亡
3/29……志村けんさん（70）が感染死亡
4/ 7……１回目の緊急事態宣言
4/23……岡江久美子さん（63）が感染死亡
第 2 波……　7/22……「Go・To・キャンペーン」開始
9/16……菅義偉内閣発足
第 3 波……10 月頃から
12/8,16…　イギリス、アメリカでワクチン接種開始
12/28……「Go・To・キャンペーン」全国一時停止
【2021 年】　1/ 8……２回目の緊急事態宣言
1/17……ハンク・アーロンさんワクチン接種後死亡
2/14……ファイザー製ワクチンを国内初承認
2/17……医療従事者向けにワクチン接種開始
3/ 1……61歳女性がファイザー製ワクチン接種後死亡
第 4 波……　4/25……３回目の緊急事態宣言
5/21……モデルナ、アストラゼネカ製ワクチンを国内承認
6/ 9……94歳男性がモデルナ製ワクチン接種後死亡
第 5 波……　7/12……４回目の緊急事態宣言
7/23……東京オリンピック開幕（～ 8/8）
9/ 9……19都道府県の緊急事態宣言を 9/30 まで延長決定
9/10……ワクチン接種後死亡 1,155 人（ファイザー 1,127 人、モデルナ 28 人）と発表
10/ 4……岸田内閣発足
12/ 1……第３回目ワクチン接種、医療従事者より開始
【2022 年】
第 6 波……　1 月頃から
2/24……ウクライナ侵攻始まる
5 月下旬…第４回目ワクチン接種可能に
第 7 波……　7/ 8……安部元首相射殺される
第 8 波……　10 月頃から
【2023 年】　3/13……マスク解禁（個人の判断で）
5/ 8……２類から５類へ移行
5/15……NHK：ワクチン接種後死亡遺族をあたかもコロナ感染死の遺族のように放送
第 9 波……　6 月岸田首相６回目ワクチン接種
——尾身茂会長が第９波の開始か？

今後も、「コロナワクチン後遺症」を「コロナ感染副反応」に置き換えようとしてくるでしょう。このＮＨＫ事件がその前兆に思えてなりません。日本政府にもうこれ以上騙されないためにも、この3年間の流れを十分に分析し、何が問題なのかを論理的に理解して、日本政府のコロナ対策に不倶戴天の意志で立ち向かっていきましょう。

日本政府はワクチン接種の推奨を未だに推奨していますが、「Ｇ7各国の人口当たりのコロナワクチン追加接種数」（Ｐ15・図1）を見れば、恥さらしぶりが見えてきます。また世間では「ワクチン解毒」の本がベストセラーになりつつありますし、保険会社のマル秘情報（Ｐ15・図2）が、出回っているそうです。

本当に厚労労働省は、まだ世間を騙せると思っているのでしょうか？
厚労労働省が主催して、「ワクチン推進派」ＶＳ「ワクチン慎重派中止派」などを行い、討議するのはいかがでしょうか？　その勇気がないのであれば、すみやかに新型コロナワクチンを始め、さまざまな問題のあるワクチン接種を中止してください。

本書では、できる限りわかりやすく、コロナ騒動の解説本を書いたつもりです。内容について考えながら、そして批判もしながら読んでいただければ幸いです。

【図1】

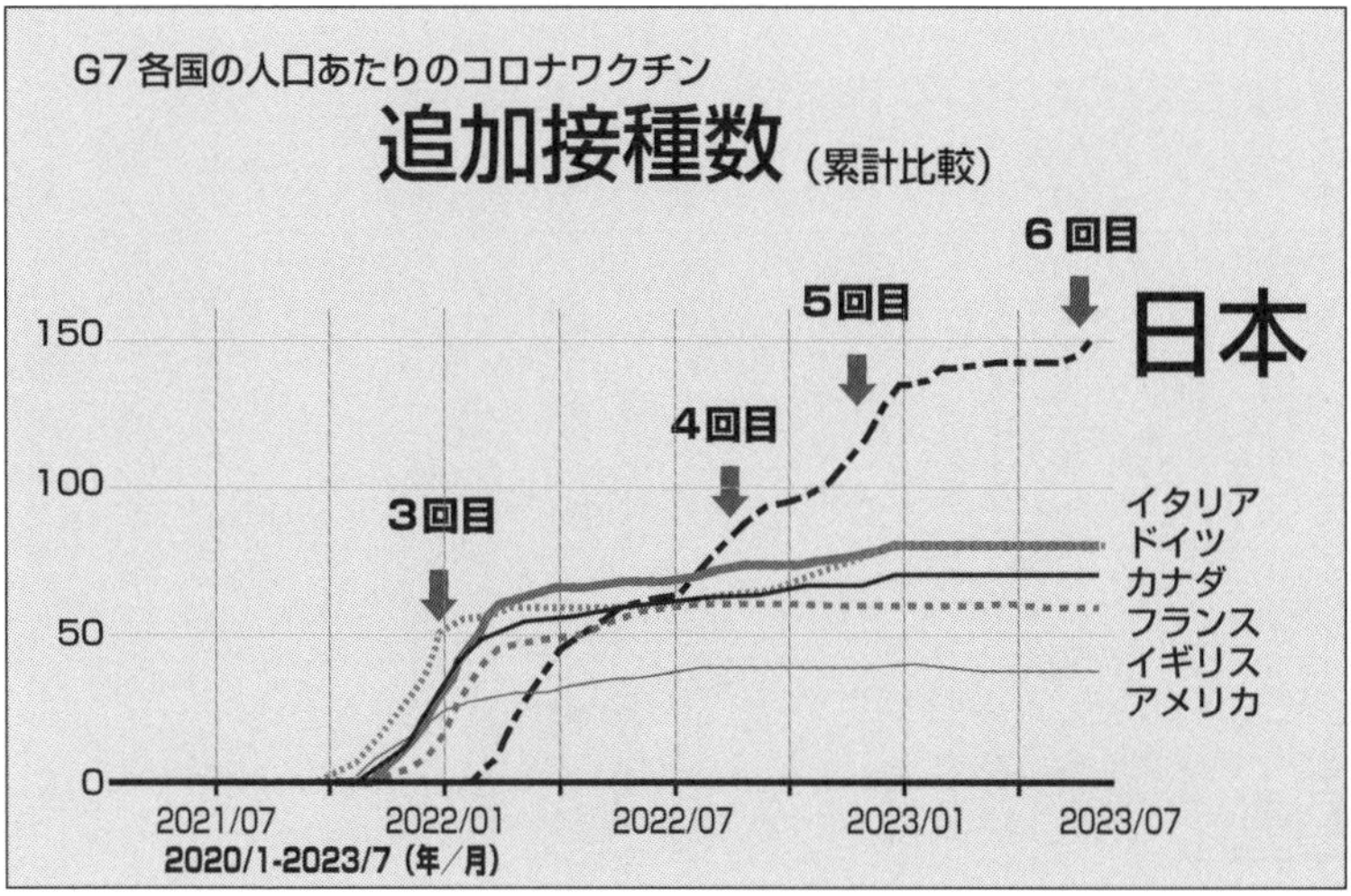

【図2】

CDC Data confirms COVID Vaccination knocks up to 24 years off a Man's life
By The Exposé on Feburury 8,,2023

この英国の記事では、以下のことを明らかにしている。

この研究では英国のデータを元にしており、英国の平均寿命を 80 歳として計算している。

接種 1 回で、30 歳男性は、余命を 13 年短縮
接種 2 回で、30 歳男性は、余命を 18 年短縮
接種 3 回で、30 歳男性は、余命を 20 年短縮
接種 4 回で、30 歳男性は、余命を 23 年短縮
接種 5 回で、30 歳男性は、余命を 24 年短縮

さまざまな角度からの要素を盛り込みましたし、実名なども出し、できる限り忖度はしませんでした。お目汚しをお許しください。その代わり、どんどん読み進められると思います。

申し遅れましたが、私は勉強好きで、読書や将棋、暗算などをこよなく愛しています。そのため、大学では4年間の予定が9年も勉強し続けることになりました。東京大学農学部畜産獣医学科生理学教室を卒業後、大手製薬会社傘下の免疫関連の会社に入社し、マラリアや鶏コクシジウムのワクチン開発にも一時携わっていました。そのため、ワクチンに関しては一定の見識があるつもりです。製薬会社の営業部員に対して、医学や免疫、統計などをわかりやすく教えることにも力を入れてきましたが、すばらしい臨床医の先生方々から教えを乞うこともできました。

30年ほど前になりますが、東海大学法医学にて突然死のデータについて検討しに行ったことを思い出します。統計もSAS社にて勉強させていただきました。私は、数学についてはやや自信があり、論理的頭脳も毛が生えた程度にはあると確信しております。

このたび、コロナ禍もよる騒動をわかりやすく丁寧に書くことは、私にとって、本書を出版するために生まれたのではないかと思うほど、ピッタリの課題だと自負しています。「たかだが50冊程度を読んだくらいで本を書くな」と、立花隆先生に怒られそうですが、ご容赦ください。

引用させていただいた先生方一人一人にお許しを請うべきところですが、今回はとりあえず、引用をお許しください。

本書が出版された後に、必ず訪問させていただくつもりです、その際は、よろしくお願い申し上げます。

【目次】

［執筆者］
第１章～第６章　久留義寿
第７章～第８章　植本俊介

第1章

なぜこんなにもお粗末なコロナ政策だったのか？

●信じられないほどお粗末だった、コロナ対策

なぜこれほどまでに、無意味でお粗末な政策ばかりが続いたのか……その理由は明確です。

いつの世も同じ……トップが駄目だからです。

政治のトップも、分科会のトップも、アドバイザリーボードのメンバーも……。指導者たちが無能であったからに他なりません。なぜ本当の有識者を選べなかったのでしょう。

宮沢孝幸先生のようなウイルス学者がメンバーに入っていたなら、コロナ禍の世界は全然違う風景になっていたことでしょう。

東大名誉教授の児玉龍彦先生が、「専門家でもない人が分科会の会長になって間違いを言い続けている」とおっしゃっています。もうお分かりでしょう。会長の尾身茂氏のことです。都内に5つの公的病院を持ちながら、コロナ患者をまったく受け入れずに、高額な空床補償を手に入れたという疑惑もあります。

ついでに申し上げると、尾身氏は2022年12月に、新型コロナに感染しました。コロナワクチンを5回も打ったにもかかわらずです。5回目は新型コロナに感染する1か月前でした。オミクロン対応型のワクチンを打ったばかりです。効果が1か月も持たないワクチンとは、何なのでしょうか?

今回のコロナ騒動で、多くの病院が金銭を得て甦ったという感覚があります。それぞれの病院の本音としては「夢よ、まだ続け」という感じでしょう。2類から5類への変更がされた後でも分科会は渋り続けて、いつのまにか長い年月を費やしてしまいました。

政府や分科会に助言をするアドバイザリーボードがあります。メンバーには、その後ファイザー社に転身した人もいましたし、過去5年間、ファイザーの部長もしていた人もいます。この方は、小児に対して接種の努力義務を課す必要性を繰り返し述べた人でもあります。

いま現在でもそうですが、小児に対して「ワクチンを打ってはダメ」とか「打たないほうがいい」という考えは当然なことです。しかし、ユーチューブ（YouTube）などの動画サイトに投稿すると、すぐに削除されてしまいます。

マスクに関しても「感染防御には関係ない」とか「マスクはなんの効果もない」と書くと、しばらく前までは削除されていました。現在では許されているようですが……。小児への新型コロナワクチン接種は絶対に中止して欲しいですし、ユーチューブ（YouTube）での削除も早く解禁してほしいと思います。

新型コロナに関する致命的な正論になりつつあることを発言することが、どうして悪いのでしょう？　これらの情報を削除することは、殺人幇助罪に匹敵するのではないでしょうか？　誰か教えてください。

コロナ禍の最初の頃は、ＰＣＲ検査で陽性が出るだけでホテルに監禁し、その人の濃厚接触者は1週間自宅療養、というようなこともありましたね。「ＰＣＲ陽性＝感染」という理屈は、一体どこのお馬鹿さんが助言をした結果なのでしょうか？

テレビでも、ＰＣＲ検査こそはコロナ感染の有無を知る決定的な検査であると報道していました。発明者がノーベル賞をいただいていますので、ＰＣＲ神話ができたのかもしれませんが、発明者のキャリー・マリスさん自身は、「ＰＣＲは感染症の診断に使ってはならない」と、注意喚起をしています。感染者が増えた一因には、このＰＣＲ検査所の増大や疑陽性が、かなり多く含まれていたことでしょう。

世界一の病床を持っている日本でさえ、おかしなことに病床数が不足しました。それ程の感染症でもないはずであるのに、新型コロナを2類相当としてしまった結果です。

●「感染予防対策」は、全くの茶番劇でした

新型コロナの感染予防対策に関して言及いたします。

これまでに何回となくテレビや本などで取り上げられてきましたが、常識は変わりつつあります。感染対策として、少しは効果がありそうな感じがしていましたが、実際のところ、感染にはほとんど無関係・無意味なのです。このことに関して学術的解説を試みます。

〈基本的な感染対策〉

①手の洗いすぎやアルコール消毒はよくない。感染にはほぼ無意味
②テーブルや椅子の上、ドアのノブなどのアルコール消毒は茶番劇
③アクリル板やビニールカーテンは見掛け倒し
④空気中への消毒薬の噴霧も効果は0に近い
⑤待合室の椅子などに×印がありましたが、意味があったの？
⑥マスクもほぼ関係なし

特に⑥のマスクに関して、本当に感染には関係ありません。

今でも多数の人がマスクをしています。その人たちに、「マスクが、少しは感染予防の役

に立っていると思いますか？　実は、そんなことはないですよ」と、それとなく教えてあげてください。日本は同調圧が強いですからね。

これらの予防策の無意味さを説明するために、まず感染が成立するための条件や臨界ポイントを確認しておきましょう。

〈感染するかしないかの分岐点〉

（Ⅰ）その人の体力や免疫力
（Ⅱ）感染経路
（Ⅲ）生きたウイルスの量やサイズ。

まず、（Ⅱ）感染経路についてですが、新型コロナウイルスが皮膚から感染することは、まずありません。

目からウィルスが侵入することはあっても、生きたウイルスは微々たる量で、感染は成立しません。大事なことは、鼻の奥や肺まで生きたウイルスがある程度（量は難しい問題で、体力などにも影響しますが、ざっくり言えば生きたウイルスが1000個ぐらいでしょうか……）侵入することです。

顔の前でくしゃみをされても、顔の表面や皮膚には飛沫が飛んでも、鼻孔は下を向いているので鼻の奥には届きません。もし届いたとしても、生きたウイルスの量は、かなり微々たるものでしょう。

一時、スーパーコンピュータ「富岳」が、1回の咳で飛沫やエアロゾルがどのくらい拡散するのかをシミュレーションした映像がありました。さぞ、たくさんのウイルスが拡散されていると思われたことでしょう。ウイルスが含まれていると思われるエアロゾルは、おおよそ100分の1～1000分の1です。生きている感染力があるウイルスは、またそのさらに100分の1程度です。したがって映像中の生きたウイルスは、10個程度だと言えます。ただし、ウイルスの個数の問題は非常に難しく、それをカウントすることは不可能に近いと言えます。

インフルエンザを例にすると、免疫力にもよりますが、感染の恐れがある生きたウイルスは、ざっくり1000個くらいのようです。掃除機の吸収力をもって、全部吸い込んだとしても1回の咳だけで感染することはないでしょう。

手やテーブルの上、そしてドアノブなどに、死んだウイルが付着していることがあるかもしれませんが、生きたウイルスが大量にいるとはとても思えません。おそらく手やテーブルを舐めまわしても感染まではしないでしょう。
手の消毒をやりすぎると、常在菌（無害でいい場合もある）を殺してしまい、病原性細菌を増やす恐れもあります。もちろん外科手術前に行うような綿密な手洗いは必要なく、ハッピーバースデーの歌に合わせながら、長めに手洗いするのを激賞していた評論家もいましたね。
洗い過ぎで、かえって病原体が付着しやすい状態になる場合もあるのです。ほどほどの水洗いでも十分でしょう。

中国のゼロコロナ政策を嘲笑う余裕が出てきましたが、2020年夏の頃には、まだコロナウイルスは完全に殺さないといけないもののように思い込んでいました。当時から京大ウイルス研の宮沢孝幸先生は、完全じゃなくて100分の1程度に抑えればいいと薦めておりました。鋭い卓見です。そのような判断であったのなら、倒産する人や自殺に追い込まれた人等もいなくて、どんなにか幸せだったでしょう。

小池都知事は新型コロナウィルスの拡散を抑えるために、三密やビニールカーテン、アクリル板、アルコール消毒をマストにし、ほぼロックダウンや営業時間制限もしました。しばらくするとコロナが治まらないので「with コロナ」を叫ばれましたが、今さら言われなくても平安時代の頃から、いやもっと以前からかもしれませんが「with コロナ」です。

ウイルス研究者にとっては「コロナをゼロコロナにはできないし、コロナワクチンはそう簡単にはできないし、今までできたためしもない」というのが常識です。

もっとましな専門家や指導者が適切な予防策を講じてくれたならと返す返す残念です。

①手の洗いすぎやアルコール消毒はよくない。感染にはほぼ無意味
②テーブルや椅子のドアのノブなどのアルコール消毒は茶番劇

それゆえ前述したとおり、①、②は無意味で茶番劇。

③アクリル板やビニールカーテンは見掛け倒し

さぞや飛沫拡散防止のためと思ったのでしょうが、先に述べましたように、大きな飛沫は関係なし。床や下へ落ちますし、鼻の奥へは行きません。

また食料からコロナが感染した実例もありません。かえって空気の滞留をきたし、逆効果になります。感染対策には換気が非常に大事であります。

焼肉屋さんも営業制限になりましたが、焼肉屋は完全な安全地帯なのです。本当にかわいそうです。この無能な入れ知恵をしたのは、どこのどなたなのでしょう。

④空気中への消毒薬の噴霧も効果は0に近い

空中に消毒薬を噴霧するのも、ほとんど効果薄です。エアロゾルのウイルスに対して、これまたエタノールのエアロゾルを吹きつけるのですから、アルコールの蒸発は速いですから、効かないでしょう。星飛雄馬がピッチャープレートから野球場の外野に浮いたボールめがけて、大リーグボール2号、消える魔球を当てるようなものです。当たる運命のものでも途中消えてしまうでしょう。とても古いたとえ話で申し訳ありませんでした。話の分かる人がいますか?

⑤待合室の椅子などに×印がありましたが、意味があったの?

映画館や病院などで席が×になっていました。病院では世間話をよくするかもしれませんが、会話が目的の場所ではないはずです。黙っていれば済むところですよね。一言二言で感染するはずがありません。上映禁止になり閉鎖した映画館もあったと聞きます。映画上映中に話をしっぱなしですか? 誰が行き過ぎた規制や指導をしたのですか? 馬鹿者は誰でしょうか?

パチンコ屋も名指しで責められたところがありましたが、パチンコってしゃべりながら打つものでしょうか？　少なくとも私はそういう人を見たことがありません。無知な人が政策に関わると、本当に困ったものです。

飲食物から感染することは全くありませんが、飲食店では会話しますから感染対策が難しいところがありました。

換気の悪いところで長時間会話することが危険であることは浸透しきっていましたから、席を離したりして、その点を十分に注意喚起、空気換気すれば、経済被害の甚大さ、倒産が続出したことを考えると、営業制限や営業停止までする ことはなかったでしょう。

先程も書きましたが、焼肉屋、ラーメン屋などは換気が非常に良いので、理想的な安全地帯です。営業制限は全く必要なかったでしょう。どこのどいつが入れ知恵したのでしょう？

⑥マスクもほぼ関係なし

コロナの感染様式は最初の頃は、以下のようにと考えられていました。

（A）**接触感染**（手から）
（B）**飛沫感染**（ツバキのようなもの落下する大きな粒子）
（C）**空気感染**（またはエアロゾル感染）

話はこれまでの話とだいぶダブってきますが、ご了承ください。

（A）の**接触感染**に関しては、否定されています。

人への感染は、その人の免疫力や生きた（感染力のある）ウイルスの量に関係します。1個や2個では感染しません。

机の上やドアノブ、お札《さつ》の表面に生きたウイルスが、うじゃうじゃといるはずがありません。ほとんどが死んだ（活性のない）ウイルスでしょう。

ましてや、触った手から鼻や口に侵入する生きたウイルスは微々たるものです。

机や椅子をアルコール消毒するのはほんとに茶番劇です。

感染で重要なのは、生きたウイルスがある量（その人の免疫力にもよりますが）、鼻の奥や肺へと吸入されることです。

（Ｂ）の**飛沫感染**もほぼ否定されました。

大きい飛沫は床や下に落ち人間の鼻孔は下を向いています。だから鼻の奥には入れません。付着しても鼻の入り口程度でしょう。また、生きたウイルス量も少ないでしょうから、（飛沫感染）が起こることはほとんど起こりえません。

（Ｃ）の**空気感染**という言葉は、１００メートル、２００メートル先まで一瞬にして感染すると思う人もいるので、専門家も使いたがらない言葉ですが、もちろんそうではありません。

問題は飛沫のうち落ちない小さい飛沫や、飛沫の水分が十分に蒸発した飛沫核などの空中に漂うエアロゾルです。

裸のウイルスだと大きさは０・１マイクロメーター（１ミリの１００００分の１）。マスクの網目の１００分の１〜１０００分の１です。マスクでは全然防げない大きさで、自由に入り、鼻の奥や肺まで行くものもあるでしょう。１センチメートルのごみの侵入を１メートル四方の網で防ごうというのがマスクです。

つまり、コロナ感染は空気感染でマスクとは関係ありません。罹るときは、マスクがあっても無くても罹ります。

デンマークでもマスク使用、不使用のそれぞれ約３０００人でコロナ感染率を見ています。

まったく違いはなかったとのことでした。統計的にも疫学的にも立証されていました。考えてみれば第３波以降、ほとんどの方がマスクをしているのに、感染が広がっているわけですから、マスクは関係ないことが、ここでもうなずけます。


建物の入口で手のエタノール消毒をさせられますが、ほんとに無意味です。いい加減にしてほしいです。テーブルの消毒についてもです。


マスクは科学的にもコロナ感染に関係ないことが判明しましたが、このことを国は認めようとしないでしょう。

1年ほど前までは、「マスクが感染には無意味」とユーチューブ（YouTube）に投稿すると、削除されていました。今まで国是として「マスク、マスク」と言っていましたので、今更、マスクやアベノマスクは関係なかったとはよう言えないでしょう。

２０２３年3月15日からマスク解禁になりました。

未だに感染予防の役に立つだろうとマスクしている人も多いようですが、きっぱり外しましょう。まったく関係ないのですから……。口内細菌が増えたりなどの健康被害も問題になっています。皆さん、はやくマスクを外してみましょう。

政府のコロナ分科会や感染症の専門家の人たちは、やはり無能であるとしか言いようがありません。会議の中の資料のガイドラインに「石鹸で30秒程度手を洗ってください」という項目が入っていたそうです。先程も申し上げましたが、口からの感染はごく稀ですし、一定量のウイルスが必要です。1個やそこらのウイルス量があっても感染はしません。ウイルス学の常識を誰もご存じないのですか？　何人雁首を並べておられたのですか？

手洗い、マスク、ソーシャルディスタンス、ロックダウン、これらは自分の外側から来る敵でウイルスを防ごうとする「外側の軸」です。

前にそれらのすべてが結局は効果ないものと説明しましたが、コロナ禍の初期の頃でしたので、ある程度は仕方がない部分があるのかもしれません。しかし、本物の専門家がいなかったことが心から残念に思います。

さらに、誰からも「内側の軸」に関して、対策の提案が出ていません。

28ページに記載の感染の分岐点の（Ⅰ）で申しました、「その人の体力や免疫力」に当たります。つまり、自分の免疫力、抵抗力、解毒、排出力を上げることでウイルスに対抗する力を高めようという対策です。

「腸内細菌を元気にする生活をすること」や「外に出て日に当たり、土や水に触れ、深呼吸をして、体を適度に動かして自然のリズムに沿って生活しましょう」ということです。「ソーシャルディスタンスで距離をとりなさい、外出してはいけない、みんなで食べてはいけない、旅行をしてはいけない」のような制限が続くと、より免疫力を落とすことにつながりかねません。そのため、いかに多くのロコモティブシンドローム（ロコモ）や、さらにフレイル（虚弱）の老人を作ったことでしょう。

専門家に丸投げすることは仕方ないことだとしても、もっとましな専門家を選んで欲しかったものです。専門家の選択には、複雑なプロセスもあるそうですが、何卒宜しくお願いします。噂によると、論文も書けない専門家ばかりを選んでいるとか……。私は嘘だと思っていますが。

第2章

PCR検査&感染者数、死亡者数は本当だったのか?

●PCR検査の結果を信じてしまった失敗

ＰＣＲの発明者で、ノーベル化学賞受賞者であるキャリー・マリス博士は、２０１９年8月にカリフォルニア州の自宅で謎の死を遂げています。

偶然なのか、それが起きたのは、新型コロナウイルスがパンデミックとなる直前であり、２０２０年、２０２１年、２０２２年と、ＰＣＲ検査がこれほど広く使用されることはなかったでしょう。

彼は「ＰＣＲ検査は、感染症の診断に使用するべきではない」という発言をしていました。にもかかわらず、診断においてＰＣＲ検査が主要な手段となってしまったのです。

「新型コロナウイルス検出のための最も精度の高い検査である」とか、「検査の決定版である」とか大変な持ち上げようでしたが、その一方で「ＣＴ値（増幅サイクル数）次第では、コーラや水でも陽性になる」とか、「日本のＣＴ値は不必要に高い」という意見も存在します。

ＰＣＲ検査に対する評価には賛否両論がありますが、その精度や解釈について議論があることは確かです。

ＰＣＲ検査は、目的のＤＮＡを増やすための方法です。

ＤＮＡの二本鎖を熱で分離し、そのまま元に戻らないうちにプライマーを結合させ、基質（ＤＮＡの構成要素である４つの塩基：アデニン〔Ａ〕、チミン〔Ｔ〕、シトシン〔Ｃ〕、グアニン〔Ｇ〕）と相補的に対応させます（ＡとＴを対に、ＣとＧを対にする）。

その後、ポリメラーゼ（ＤＮＡ鎖を合成する酵素）が、それぞれの基質を結合させていきます。

ただし、コロナウイルスはＲＮＡウイルス（単鎖ウイルス）であり、ＰＣＲ検査ではＤＮＡ（二重鎖）に変換する必要があります。ＲＮＡウイルスは頻繁に変異するため、その点でもまだ完全に理解されていない可能性があります。

そのため、ＰＣＲ検査が別の変異体を正確に認識できているかどうかについて、疑問が投げかけられています。

ＰＣＲ検査において、増幅の回数をＣＴ値と呼びます。

例えば、ＣＴ値が30の場合、２の30乗に相当します。２の10乗が１０２４であり１０００とすると、２の30乗は10億になります。つまり、ＤＮＡの量が10億倍に増幅されたことを意味します。一般的には、ＣＴ値が35以下が望ましいとされていますが、各国や検査所によって基準が異なり、増幅回数も異なる場合があります。取扱説明書でも、40回を超えないように指示されているとのことです。

外国では40以下に抑えられているようですが、日本では40～45回となっており、外国からは過剰と評価されています。

そのため、陽性反応が出やすくなっているとされています。

以下、私は日本のＰＣＲ検査について否定的な見方を述べますが、これは専門家の中にも同様に考えている人々が多いため、申し上げることといたします。

友人の友人が外国から帰国した際、出国地で陰性と判定されたにもかかわらず、日本の空港では陽性と判定され、足止めをされたそうです。このような事例は多々あるようですね。

また２０２０年の事例ですが、愛知県では28人の陽性者を再度検査した結果、再び陽性と判定されたのはわずか４人だけでした。再現性も悪い可能性があるようです。

ＣＴ値が低過ぎるとすべての結果が陰性となり、逆に高過ぎるとすべての結果が陽性となってしまいます。

しかし、どの値が適切かは明確に定まっておらず、結局は日本の基準や判断に依存していると聞いています。

PDR 反応には何が必要か？

※ DNA（増やしたい DNA 配列を含む検体からの核酸抽出・精製を行っておく）
※ 増やしたい配列のプライマー
※ DNA ポリメラーゼ
そして、dNTP（デオキシヌクレオシド三リン酸、ATGC の基質）などを含む反応液

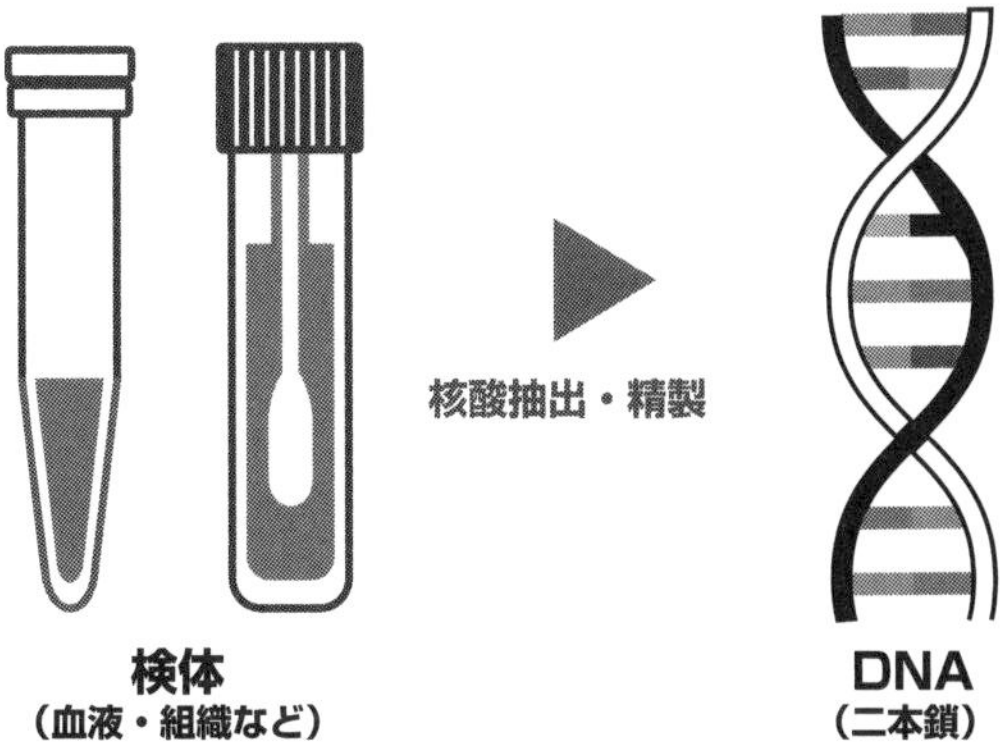

プライマーとは？

合成 DNA です。増やしたい配列の両端に結合するように作られました。Forward プライマーと Reverse プライマーといって、二本鎖 DNA のそれぞれの鎖の片側にのみ設計します。

DNA には方向性があります。DNA ポリメラーゼは、5'→3' の方向しか DNA を合成しません。二本の DNA 鎖は、それぞれ逆向きであり相補的に結合していますので、それぞれの DNA 鎖の上流にプライマーを設計することで合成したい DNA の範囲を決めることができるのです。DNA ポリメラーゼとは DNA を複製させるための酵素です。PCR に用いられる DNA ポリメラーゼは激しい温度の上下に耐えられる、耐熱性 DNA ポリメラーゼと言われるような特殊な酵素です。もともとは、イエローストーン国立公園の熱泉に潜む好熱菌 Thermus aquaticus が産生するポリメラーゼが使われました。

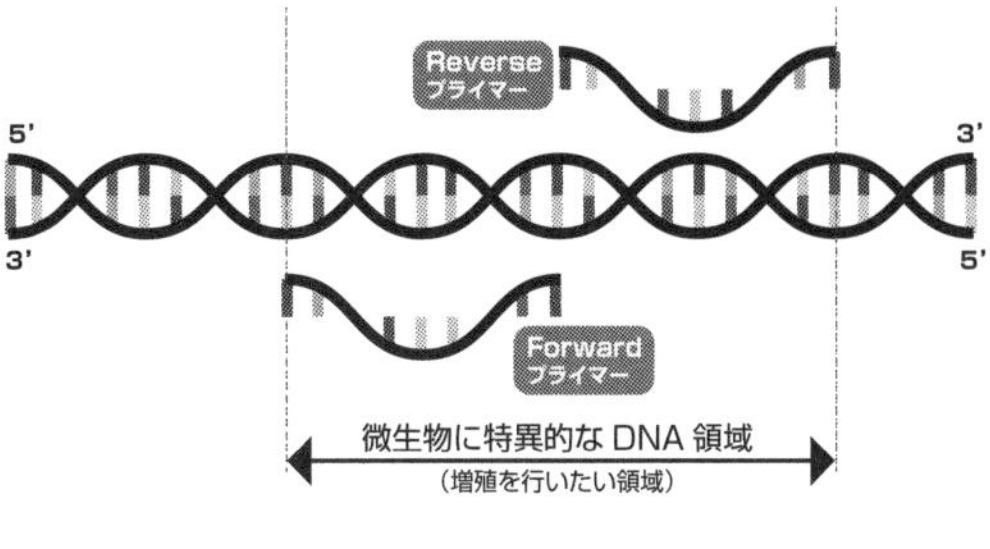

第2波や第3波の時にはPCR検査の需要が高まり、検査所が増えてきました。その結果、検査の品質も低下している可能性がありますし、一定の陽性率を出さなければならないという考えや、忖度も生じているかもしれません。

匙加減が必要な状況ですから、何を信じていいのか迷うこともあるでしょう。


確かに、PCR陽性の結果が感染を意味するわけではありませんが、それを否定できない状況に置かれています。


コロナ禍初期ではPCR陽性の場合、ホテルでの隔離や濃厚感染者は自宅待機が行われ、これは人権侵害の懸念もありました。疑陽性の人々も多かったでしょうし。

キャリー・マリス氏の「PCRは感染症の診断に使ってはならない」という言葉は、金言と思えます。


どこかに金権主義者が存在し、PCR業界や薬業界の発展を意図したのかもしれません。

(ただし、これらは推測に過ぎませんので、具体的な事実を確認する必要があります)

コロナ禍が始まるとすぐに、世界保健機関（WHO）の事務局長であるテドロス氏は、「PCR検査を徹底的に実施し、陽性者を隔離する」という方針を表明しました。

この表明により、PCR検査はゴールデンスタンダードとしての地位を確立しました。

各国は、ＷＨＯの声明に従い、ＰＣＲ検査を導入し始めました。世界各国の報道機関も、ＰＣＲ検査結果に基づいた感染者数や死亡者数の報道を行いました。これによって、ＰＣＲ検査が最も信頼性の高い検査であるという前提が、一般的に受け入れられたかのような印象を受けました。

また、ＰＣＲ検査で陽性と診断された後に死亡した人々については、実際の死因とは関係なく、新たな基準として、このウイルスが原因で死亡したと見なされるようになりました。この基準もＷＨＯによって新たに提案されたものです。

２０２３年現在、ＣＤＣ（アメリカ疾病管理予防センター）はＰＣＲの信頼性の不足について声明を出しており、他の検査法の探索を行っています。

その結果、これまでのＰＣＲデータは、実質的な価値を持たなくなる可能性があります

ＷＨＯは国連の専門機関の一つであり、人間の健康を基本的人権の一つと位置付け、その達成を目指して設立された機関です。また、天然痘の撲滅においても、ＷＨＯは大きな功績を残しました。

しかし、近年のＷＨＯの評判はあまり良くありません。

例えば、新型コロナウイルスは２０２０年末にすでに発生していたにも関わらず、その

情報は年明けまで発表されなかったという批判があります。

中国はエチオピアの開発支援を行っており、また、エチオピア出身のテドロス事務局長が中国に偏った立場を取っているという指摘があります。

一方で、アメリカは多額の拠出金を行っているにも関わらず、その独立性に疑問を呈し、トランプ元大統領はWHOから脱退しました。後に、バイデン新大統領が就任し、アメリカは再びWHOに復帰しましたが……。

WHOの財政は、各国の拠出金から成り立っていますが、近年ではその割合は約20％とされており、残りの80％は薬業界やワクチン業界等からの献金によって賄われています。

しかし、これらの献金は直接的には行えないので、慈善事業や寄付としての姿をとり、投資として運用されているようです。そのため、ワクチンやPCR検査の推奨も、資金提供元からの影響を受ける可能性が十分にあります
PCRはノーベル賞をもらった素晴らしい技術ですが、発明者自身は「PCRは感染症の診断に使用するべきではない」と金言を残していますし、また徳島大学名誉教授の大橋眞先生は「PCRはRNAウイルスの検査に使ってはならない」（書名も同じ。コロナはRNAウイルス）と一冊丸ごと主張しています。

検査所により、ＣＴ値もバラバラのようですから、今まで頻繁に見ていたあのコロナ新規感染者数のグラフは信用できないものだし、真剣に見る必要もないようです。

●死亡者数の数字のごまかしは明らか！

ではは死亡者数はどうなのでしょうか？

死亡者数は第７波から徐々に増え始め、第８波では１日に５００人を超えることもありました。

第７波と第８波では感染者数も増えましたが、重症率や死亡率はかなり減少しています。愛知県では２０２２年７月になって毎日約20人がコロナで死亡していたと報告されましたが、詳しく調べてみると、コロナが原因であると断定された人はいなかったと報告されました。

つまり、直接の死因で、肺疾患であった人はいませんでした。

交通事故や老衰など他の原因で死亡した場合でも、もしコロナの陽性判定があれば、コロナ死として扱われることになります。この判定は、WHOの基準や厚生労働省の通達に基づいて行われています。

同様の状況が、他のすべての都道府県でも起こっている可能性があります。これで正しく判断されているのでしょうか?明らかにおかしいと思われます。

最近では、新型コロナ感染症が徐々に風邪のような病気になりつつあると考えられていますので、死亡者数もだいぶ減少している可能性があります。

5類への変更は、遅きに失した感があります。

第3章

身を守るために知っておきたい、医学、免疫知識について

●自分を守るためにも医学、免疫知識は大切

この章では、免疫の仕組みの全体像やキーワードを、しつこく似たような図や表を多く出して説明します。またなぜ、今回のワクチンが最初から感染予防に期待薄だったかも示したいと思っています。

医療従事者はＷＢＣときいたらWhite Blood Cell（白血球）で生体防御に働き、免疫を担当する大事な細胞だと認識しています。ただし、白血球には多く種類があります。パックマンや鉄砲隊や司令長官なども順にお伝えいたします。

私は現在、定年で引退しましたが、現役の頃は製薬会社の免疫部門の子会社で、営業部員に医学（生理、解剖、病理、薬理等）、特に免疫をわかりやすく、かみ砕いて重要事項や本質的なことを教えたつもりです。

時には統計を教えたり、お世話になっている先生たちの論文の統計処理を手伝ったりもしていました。

【免疫とは何なの？　簡単に言って！】

疫を免れる仕組みの事。非自己（自分以外のもの）の排除。

白血球と非自己との戦い（抗原に対して抗体を作るなど）とも見ることができます。

【風邪は薬で治るのか？】

薬で治るのではありません。免疫で治るのです。

風邪の引き初めに絶対に解熱剤を飲んではダメです。飲むと風邪が長引いたり、時にとんでもない重症になったりします。

熱が出るということは、今から免疫系を作動させますよという前兆です。解熱剤を飲むと免疫系が進まなくなり、ひいてはリンパ球（白血球の一員）も働きません。では風邪を引いたらどうしますか？

体を温かくして、ぐっすり休むことです。そうするとリンパ球が活性化されます。これは薬嫌いな私の持論です。

解熱剤は、なくてもいい不必要な薬だとおっしゃる先生もいらっしゃいます。このことをご存じない先生がいかに多いことか……。

【病院に初診で行った場合、脈を計り、体温を測り、その後採血する目的は？】

脈や聴診器の意味は分かりますね。

体温と採血の意味は、病気や感染症の最大公約数的な症状は「体温が上がり、白血球が増える」ことです。

したがって採血とは、白血球数を測るために行われます。時には、ＣＲＰ（Ｃ反応性蛋白）も測定したりします。

白血球の正常範囲は、どのくらいでしょうか?

営業の教育において「白血球の健常範囲は、いくらでしょうか？　よく覚えておいてくださいね。４〜９０００です（４〜９）」とよく言ったものです。健康状態を角インする上で非常に有益ですので、皆さんもぜひよろしかったら覚えてみてください。

●血液の場面

血液は細胞成分と液体部分に分かれます。

細胞成分は、赤血球、白血球、血小板です。

液体部分は血清、または血漿と呼ばれ、アルブミンやグロブリンなどの血漿タンパクや抗体（免疫の重要な武器）など含んでいます。

血清は血液が固まった（血餅）後に出来る液体部分、血漿は血液に抗凝固剤を用いて固まらせずに遠心した上清（液体部分）です。

赤血球は酸素を肺から全身に運び、二酸化炭素を体外に運ぶ働きがあります。血液量は体重の約１／13くらいでその約１／４以上を失うと生命にかかわります。

血小板は、血管の損傷箇所に集まり、血管を修復するための血液凝固過程を始める働きがあります。

怪我をした場合、血管外に血栓ができないと大変なことになります。

逆に、血管内に凝固が生じると、血液が流れづらく毛細血管に詰まり、また肺の気泡を塞いで重篤な状態になります。線溶系にはこれらを溶かす働きがありますが、凝固片が多い場合や血栓が多く形成されると線溶系が破綻することもあります（暗にコロナワクチンの病理を想定）。

白血球は免疫系の主役であり、体内に侵入した細菌やウイルス、異物やがん細胞などを攻撃する役割

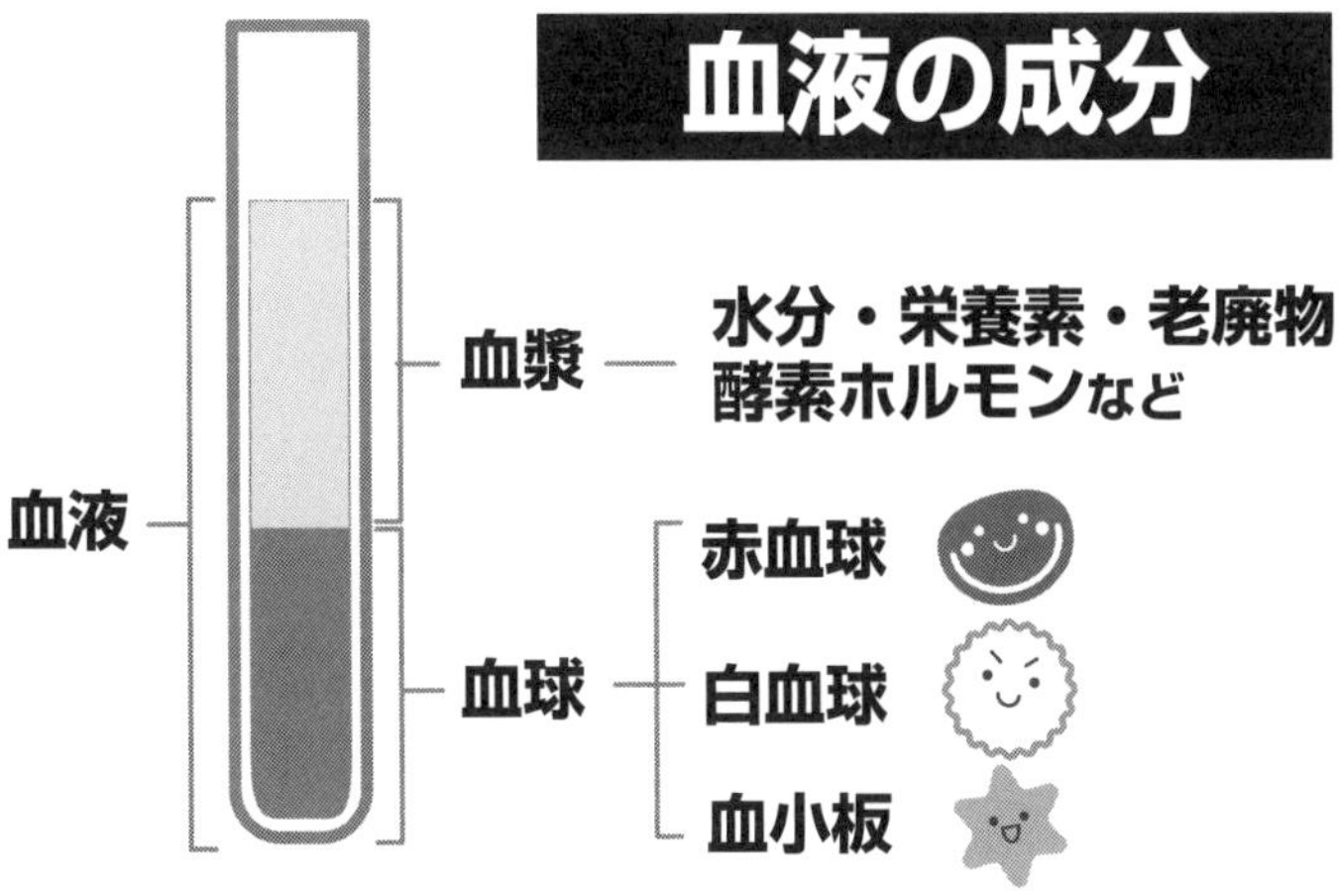

を担っています。

●免疫について

免疫には「**自然免疫**」「**獲得免疫**」「**液性免疫**」「**細胞性免疫**」があります。しっかり区別できるようにしてください。

例えば抗体は液性免疫です。

自然免疫は生まれた時から体に備わっている免疫のことで、真っ先に異物に対処します。非特異的に好中球やマクロファージ、または樹状細胞が貪食したり、破壊したりします。ここを通り抜けたものは、獲得免疫へ抗原提示（樹状細胞やマクロファージが担う）して伝達されます。

そして抗原に合った特異的な抗体（液性免疫）を作り、同じく特異的なキラーT細胞（細胞性免疫）を準備します。司令長官はヘルパーT細胞になります。

免疫系と神経系に密接な関係を見出したのは**安保徹先生**です。

白血球を大きく分けると顆粒球（平均60％）とリンパ球（平均35％）に分けられます。

免疫系の本質とは何か？

複数の異なるしくみによって病原体を排除する機構の複合体

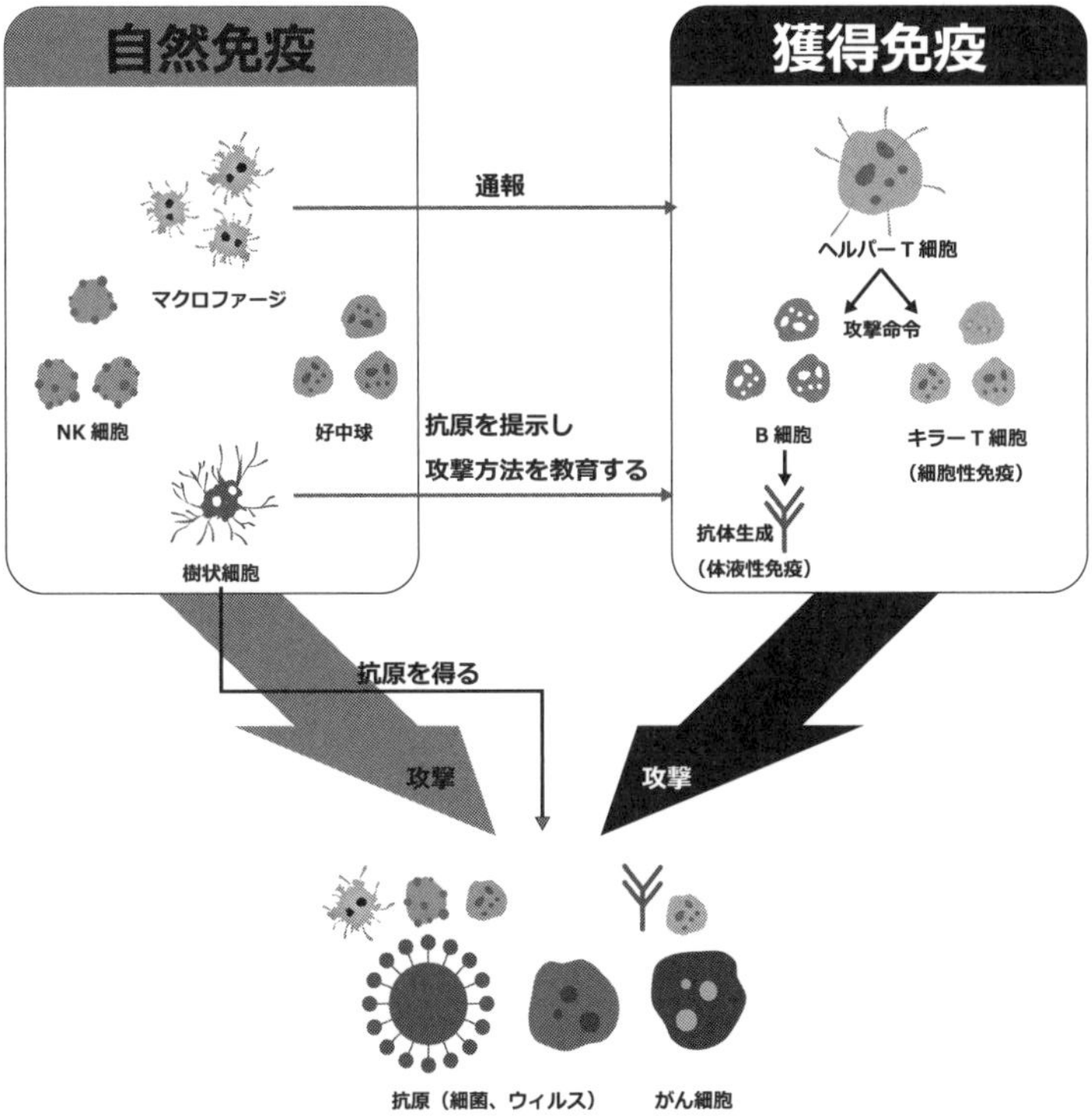

おおよそ顆粒球は、自然免疫系にリンパ球は獲得免疫系に働きます。著作に「顆粒球人間」「リンパ球人間」が出てきます。「顆粒球人間」(顆粒球人間とリンパ球比率は70%前後)の肉体的特徴は、やせ型、筋肉質で皮膚は浅黒いことです。交感神経優位で脈は速い傾向があります。性格あるいは行動パターンは、男っぽくて概して攻撃的、意志が強く、集中力が高い、いわゆる短期決戦型の働き者が多いです。

しかし、怒りっぽい、視野が狭いなどの欠点もあります。

これに対して「リンパ球人間」は、ふくよかな体型の人や女性に多く、皮膚はみずみずしく色白で、目の形はつぶらで丸いという身体的特徴があります。ゆったりとした性格で感受性が強いけれども、視野が広い半面、やや散漫なところがあり、物事を推し進めるときには瞬発力はないが持続性があります。(リンパ球比率は40%前後)と。世間でも一時、流行しました。

リンパ球は大きく分ければ「**B細胞**」と「**T細胞**」に分けられます。

私が勤めていた会社は世界で初めて、B細胞とT細胞を区別できるキットを発売して免疫の教科書にも載ったとか……。実際示されたことはありませんでした。その頃は、B細

顆粒球人間

はたらき者です

昼活動の 交感神経 優位

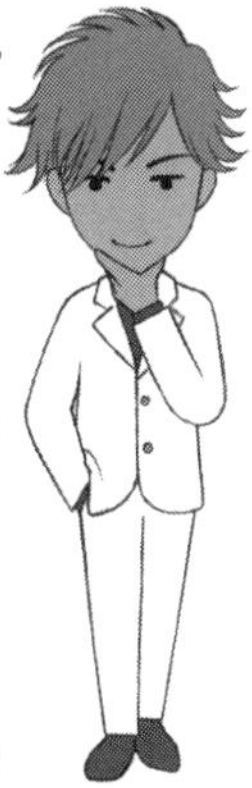

やせ型・色黒

高気圧のとき
寒いとき
おとな時代（15 才一成人）

・活動的な性格
・怒りっぽい
・脈がはやい
・躁状態に近い
・活性酸素が多い
・性欲が強い

便秘
胃潰瘍
胃もたれ
食欲不振
癌体質

キーワード

えさとり行動

◉リンパ球 70%

リンパ球人間

高感度人間

夜活動の 副交感神経 優位

いつもニコニコ副交感

太り過ぎの人は違います

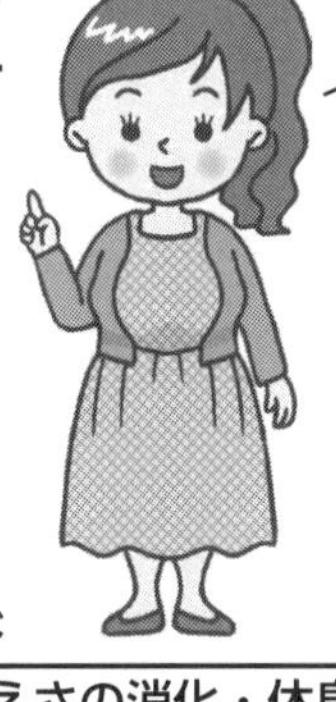

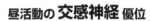

ポッチャリ色白

・のんびりした性格
・ストレスに強い
・持続力がある
・長生きする
・うつ状態に近い

低気圧のとき
笑い・よろこびのとき
こども時代（15 才まで）
苦いものを食べたとき

キーワード

えさの消化・休息

下痢
アレルギー体質

◉リンパ球 40%

胞やT細胞が免疫学で真新しい頃でした。

「T細胞とB細胞の疾病ごとの比率を調べたら、何か新しいことがわかりますよ」というのがその頃のセールストークのようでした。

実際は後年私がシンクロニシティーを発見したのですが、T細胞とB細胞の比は、ほとんどの疾病で約7対3でした。すなわちTの中に7が、Bの中に3が隠れていましたね。そういう落ちもありました。

B細胞とT細胞は、それぞれ教育を受けた場所や分化した組織に由来する名称です。鳥類ではB細胞がブルサ(ブルサ=ファブリシウス嚢)で分化することが判明しており、そのため「B」と呼ばれています。

しかし、ヒトのB細胞の分化場所については、盲腸や扁桃腺などの候補はありますが、明確にはわかっていません。したがって、ヒトのB細胞は骨髄(Bone Marrow)で分化することから「B」と呼ばれています。

B細胞は抗原刺激を受けて形質細胞(プラズマ細胞)となり、抗体を分泌します。

一方、T細胞の「T」は、胸腺(thymus)に由来します。

胸腺は心臓の近くに位置し、古代ギリシャの時代から知られていましたが、その機能が明らかになったのは1960年頃です。古代ギリシャでは、胸腺の料理として子牛の胸腺

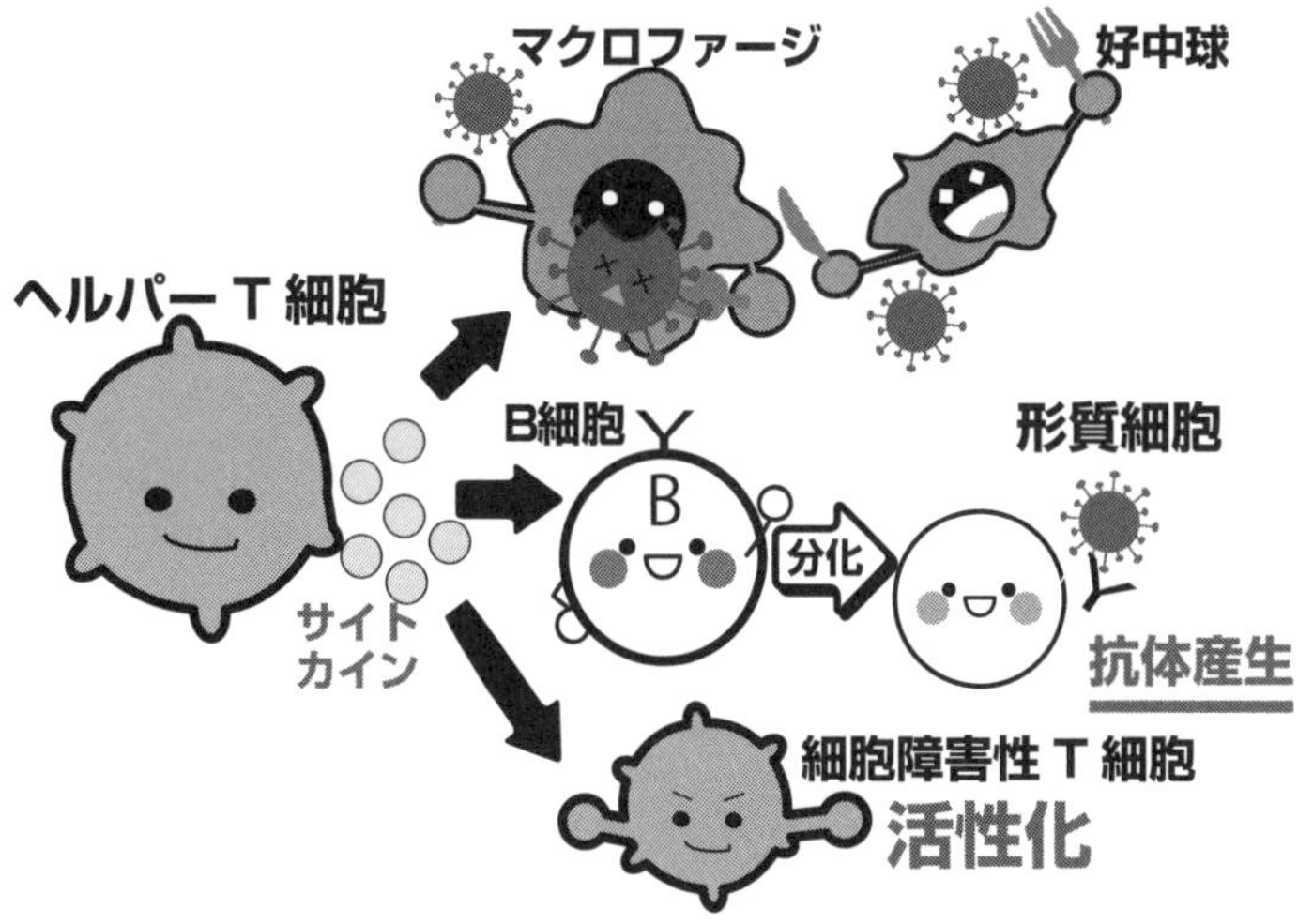
マクロファージ
好中球
ヘルパーT細胞
B細胞
B
形質細胞
分化
サイトカイン
抗体産生
細胞障害性T細胞
活性化

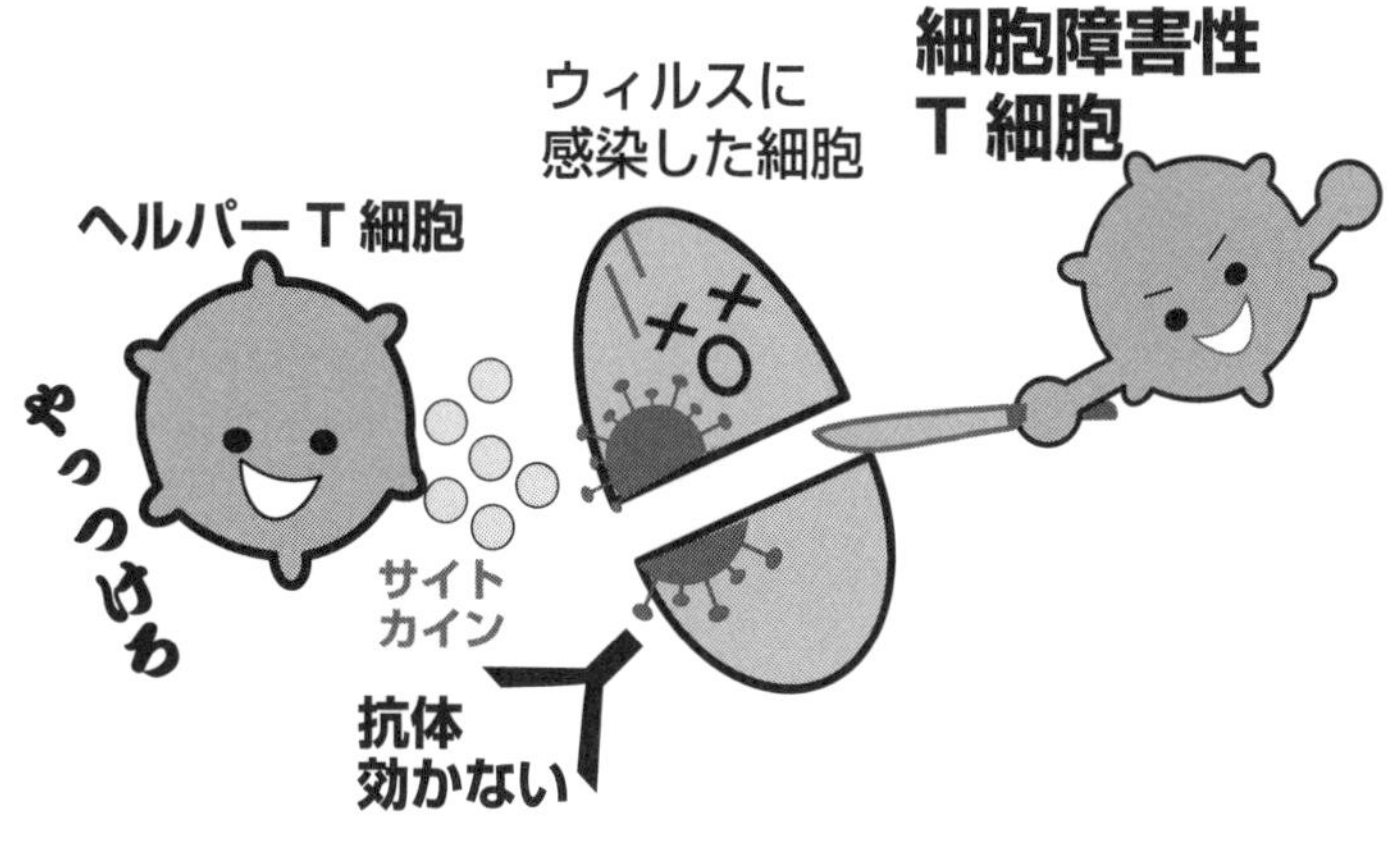
ウィルスに
感染した細胞
細胞障害性
T細胞
ヘルパーT細胞
やっつけろ
サイトカイン
抗体
効かない

肉があり、その調理にはハーブのタイムが使われていたと伝えられています。

実際に、胸腺（thymus）の語源にはタイムが関連していると考えられています。

現在でも、フランス料理の中で「リードボー」は、子牛の胸腺を使用した料理として高級レストランなどのメニューに存在して、繊細な味わいと独特の食感を持っているそうです。


T細胞には主にヘルパーT細胞（司令官的な役割）とキラーT細胞（細胞障害性T細胞）があります。しかし近年、1995年に坂口志文先生によって制御性T細胞が発見され、自己免疫制御において重要な役割を果たしていることが明らかになりました。そのため、坂口先生はノーベル賞候補としても注目されています。


また、NKT細胞（T細胞とNK細胞の特徴を併せ持つ）も存在します。

さらに、胸腺外NKT細胞（胸腺以外の組織で形成され、通常は特定の組織や環境での免疫応答に関与）という別のタイプの細胞もあり、これは先述の安保徹先生によって発見されています。


安保徹先生は、私が勤めていた会社の顧問もされていました。

先生のアイデアで、マクロファージを回収するためのキット（KACII）も発売していました。そのキットの名にAが含まれていますが、安保先生のお名前からいただきました。

安保徹生の公演はいつも面白く、ある意味で薬を敵視するような内容でした。
安保徹先生は免疫に関する多数の本も執筆され、私はそれらの本を熱心に読み、大いに感銘を受けました。
また、奥村康先生の本によれば、安保徹先生はアメリカにも留学され、青森訛りのブロークン英語で自信を持って話されていたとのことですが、それを知ってさらに尊敬が湧きました。生きていらっしゃったら、コロナに対して素晴らしい助言や指導をされたことでしょうし、それを聞くことができなったことは残念でなりません。

抗体の本来の仕組みは、タンパク質の構造を認識し、Ｙ字型のハサミの部分（抗原結合部位）に結合させることです。

たとえば、ウイルスの中和抗体はウイルスに結合して宿主細胞への侵入を阻害し、無力化します。また、細菌などに結合すると貪食能も何百倍も増加することがあります（オプソニン効果）。さらに、補体という血漿中に存在する免疫を補佐する因子と連携して、細胞に穴をあけたり破壊する作用を引き起こすこともあります。

抗体は分子的にはイムノグロブリンと呼ばれ、５つの種類が存在します。
「**IgM**」は、抗原が侵入した際に最初に産生される抗体であり、５つの単位からなる五量体です。
「**IgG**」は、血清中で最も多く存在し、胎盤を通過することができます。
「**IgA**」は、分泌液中に多く含まれ、粘膜上で作用し母乳にも含まれます。
「**IgE**」は、I型アレルギーと関連があります。
「**IgD**」に、ついては現在のところよく理解されていません。

ただし、現行のコロナワクチンは「**IgA**」ではなく「**IgG**」の誘導を促すため、感染予防効果は限定的となる可能性があります。

この点が、有効性が全然なかった、重要な分かれ目であったと思われます。
「IgG」と「IgA」の違いこそが致命的なのです。専門的になりますが、辛抱して理解してみてください。

「**IgG**」は、血管内や結合組織にのみ作用しますが、**粘膜上皮には作用しません**。粘膜上皮に作用するのは「**IgA**」だけです。

粘膜上皮は、体内のように見える部分でも実際には外部環境として認識される表面の上皮で、粘膜に覆われています。

粘膜上皮とは、呼吸器系の上皮（鼻や肺、気管など）、口腔内、消化器官の上皮などを指し、解剖学的には体の内部にあっても外部環境とみなされる興味深い部位です。感染の玄関先に当たるからなのでしょうか？

私も若い頃、ワクチンで「**IgA**」を誘導できる手段を模索し、免疫の先生に相談しました。「IgAは、どうやれば誘導できますか？」と質問しましたが、「免疫学者たちが皆探しているところだよ」と、おっしゃいました。

結局、現在のところ、**粘膜への噴霧免疫**しかなさそうです。したがって、今回のワクチンを効果的にするには筋肉注射ではなく、噴霧免疫を採用すべきだったのでしょう。それゆえ、ほとんどの免疫学者やウィルス学者は、最初から有効性を全然期待していませんでした。

一般に生ワクチンは液性免疫、細胞性免疫を誘導しますが、不活化ワクチンは液性免疫を誘導し細胞性免疫はそれほど誘導されることはありません。

免疫には「**二度なし現象**」と言われるものがあります。これは、通常の時間がかかる獲得免疫ではなく、メモリーB細胞やメモリーT細胞が免疫応答の記憶を持ち、リンパ節などに待機しているため、再び同じ病原体にさらされた場合に素早く反撃を行い、効果的な防御をすることができるからです。

メモリーB細胞とは、初めて病原体に遭遇した際に活性化されたB細胞のうち、免疫応答の終了後も生き残り、特定の抗原に対する免疫記憶を持つ細胞です。

同じ抗原が再び体内に侵入した場合、メモリーB細胞は急速に活性化され、大量の抗体を産生することで感染を効果的に制御します。

また、メモリーT細胞も同様に初めて病原体に対して活性化されたT細胞のうち、免疫応答の終了後も生き残り、特定の抗原に対する免疫記憶を持つ細胞です。

再感染が起こると、メモリーT細胞は迅速に活性化され、感染細胞を標的として直接的な攻撃をするなど、他の免疫細胞を活性化して感染を制御します。

このようなメモリーB細胞とメモリーT細胞が存在することで、再感染時には病原体に対する素早い反撃が可能となります。これにより、免疫応答が迅速かつ効果的に行われ、再び同じ病原体による感染を抑制することができます。

そしてワクチンは、メモリー細胞を形成するための予行演習（抗体）と言っても、適切かもしれません。

ウイルスなどの病原体がフリーでいるときは抗体で攻められますが、細胞内に侵入してしまうと抗体ではどうしようもなく、細胞ごと破壊するキラー細胞に任せるしかありません。

ただし、免疫がいいことばかりするとは限りません。

花粉症やアレルギー反応などもあります。


花粉症は、１９６０年以前には存在しませんでした。顆粒球は、昔は仕事がたくさんで忙しかったのですが、だんだん体が無菌（寄生虫などもいなくなり）に近くなり、閑になってきたのです。そのため花粉などに異常に反応するようになったとも言われます。また環境の変化で車の排気ガスの成分などが花粉にアジュバント（免疫賦活剤）として働き、抗原性を増したとも言われます。


生体物移植された場合、免疫系は異物を排除しようとします。

そのため、免疫力を抑える免疫抑制剤の投与も行われます。

この時は十分に気を付けて、細菌感染などに注意する必要があります。抗体も全てが有益なものではありません。中和抗体は有効ですが、反復して免疫されると、中和抗体以外の種類の抗体が生成され、効果が低下します。そのため、何度ブースターを接種しても効果が上がらないことがあります。

また、接種回数が増えるほど、免疫抑制作用を持つIgG4の量が増加します。ある小児科の教授が見識のないことを述べていましたが、「ブースターは抗体を増やすことですから良いことでしょう」と。しかし、抗体の量だけでなく質も考慮する必要があります。むしろ質が重要なのです。IgG4が増えると、感染しやすくなり、ブレークスルー感染の原因にもなることがあります。このような抗体の働きをＡＤＨ（抗体依存性増悪反応）と呼んでいます。

40年も前の話ですが、会社の社長から液性免疫や抗体のことを「鉄砲玉」、細胞性免疫やキラーＴ細胞のことを「ドス」と教えていただき、今でも感謝しています。ユーチューブ（YouTube）で液性免疫を空軍に、細胞性免疫のことを陸軍や陸上部隊に例えていましたが、なるほどと思いました。けれど、免疫系を警察機構に例えることが多いようですね。

顆粒球は現場に直行する警察官。リンパ球は捜査官のようなもので、Ｔ細胞が情報収集班、B細胞（形質細胞）が抗体製造工場。マクロファージが清掃隊。樹状細胞が情報伝達者。抗体が免疫護身具。液性免疫が情報伝達網。細胞性免疫が直接攻撃部隊といったところでしょうか。

『解熱剤は不要どころか命取りに』

よくあるケースと思われます。厳重注意しましょう。
故・近藤誠医師からお話を伺った悲劇的なケースです。

1．その死は、インフルエンザではなく解熱剤

20代後半の健康な若者がインフルエンザと思われる症状を発して都内にあるクリニックを受診した後、皮膚がズルリと剥けて急死したのです。「**中毒性表皮壊死症**」です。

そのため遺族の（代理人たる）弁護士が相談に来ました。

記録を見ると、体格のよい屈強な若者で、インフルエンザで死ぬはずがない。さらに記録を読むと解熱剤が処方されていました。中毒性表皮壊死症は、ほぼすべてが抗菌薬など薬の副作用で生じます。

しかし、近藤医師は、弁護士に言ったそうです。

「亡くなられた理由は、クリニックで処方された解熱剤でしょう。インフルエンザを含む感染症に対する解熱剤は、症状を長引かせるばかりでなく、このように死亡する危険性もあります。ただ損害賠償を求めてクリニックを訴えるのは難しい。解熱剤の使用があまりに

一般的になっているため、医師が無頓着に処方しても、裁判所は違法だとは判定しないからです」と。

話が終わって、さて誰が処方したのかな、とカルテ（のコピー）を見ると、慶應医学部時代の同級生だったようです。

どうも大切な知識を身につけずに開業したようですね。

2．薬害（インフルエンザ脳炎・脳症、スペイン風邪）

「インフルエンザは、ウイルスが原因で脳炎や脳症を引き起こすことがある」と思っていませんか？

実際には解熱剤の使用が原因です。解熱剤を飲まなければ、インフルエンザによる脳炎や脳症はおきません。

また、「スペイン風邪は非常に強力なウイルスであった」と広く言われていますが、実際には解熱剤の乱用が関係していることが分かっています。スペイン風邪は特にアメリカ軍人の間で多発しましたが、その一因はアスピリンなどの解熱剤が過剰、過容量に使用されたことです。

カゼの発熱は治療に必要な反応

OK「熱が上がるのをジャマしない」

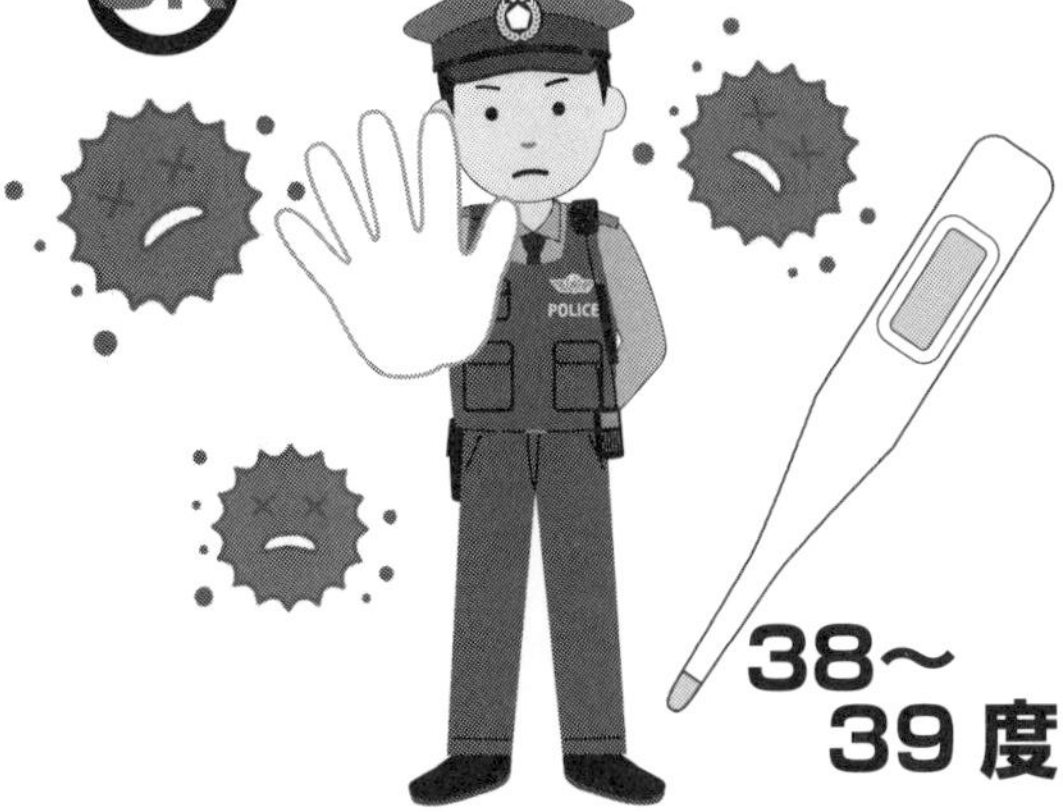

十分に闘える環境です。
あとは安静しているだけで治りが早くなります。

NG「解熱剤を飲んで熱を下げてしまった」

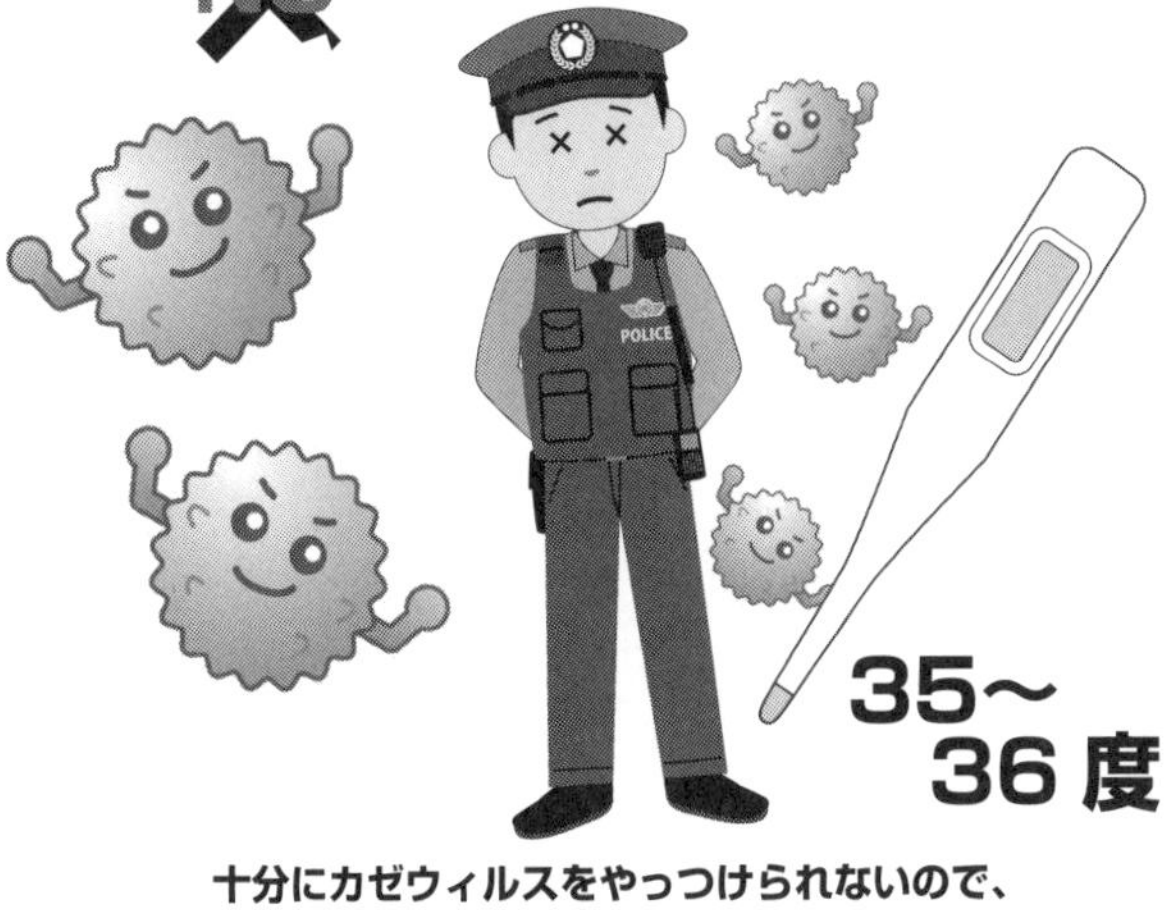

十分にカゼウィルスをやっつけられないので、
治りが遅いくなります。

3. 10代、20代のコロナ感染死の原因は？

十中八九は解熱剤のせいだろうと（近藤誠先生は）みています。

4. 徳島のある女子中学生（中三）のワクチン接種死（翌々日）

第3回目のファイザーワクチン接種後、翌日37・9度の発熱がありましたが、夕方熱が下がったので、その日は就寝しました。

しかし、翌朝に心肺停止。その後、死亡を確認。

徳島大学へ司法解剖を依頼したところ、剖検の結果は、基礎疾患やウイルス感染がなかったにもかかわらず肺や肝臓などの主要な臓器に炎症の跡があったそうです。

医師たちはワクチン接種によるものと結論。

あきらかな**サイトカインストーム（多臓器炎症）**だからですね。

憶測で恐縮ですが、解熱剤の使用が強く疑われます。解熱剤の使用は本当に避けるべきです。では代わりにどうすればいいでしょうか？

まずはゆっくりと休むことです。症状が辛い場合、ぬるめのお風呂に入るか、徐々に冷たいシャワーを浴びることがすすめられています。

第4章

ウイルス、ワクチンについて

I　ウイルスについて

唐突ですみません。あんなに小さな蚤や蚊がどのようにして飛ぶ力や動力を持つのか、本当に不思議で興味深いです。

また、ウイルスが1ミリメートルの1万分の1ほどの大きさしかないのに、なぜ増殖する能力があるのか（実際は感染しないとできませんが）、それもまた不思議です。

ウイルスは生物と無生物の中間のような存在と言われていますが、その構造は最も基本的な核酸とそれを包むタンパク質からなっているため、非常にシンプルで効率的な形態を持っていることが納得できます。

生命体の基本構造である細胞から出発して調べてみましょう。

ヒトの体は、およそ37兆個の細胞で構成されています。細胞は、すべての生物における基本的な構成要素であり、「体の構造をつくる」「食物から栄養素を取り込む」「栄養素をエネルギーに変換する」といったさまざまな役割を担っています。

細胞の中には、図のようにさまざまな細胞小器官があり、それぞれが異なる機能を担っていますが核には「**遺伝情報**（**DNA・ゲノム**）」も含まれ、自らコピーをつくって増殖することができます。

ただしウイルスは簡単な膜（カプシドやエンベロープ）で守ったゲノムだけ持ち細胞小器官を持たさない最もシンプルな形態をしています。

細菌は栄養素さえあれば生存、増殖できますが、ウイルスは細胞に寄生、感染しないと増殖できません。すなわち自己複製のためには、寄生、感染した宿主のリボゾームを乗っ取らなければなりません。

ウイルスは細胞や生体内しか増殖、生存できないはずですが、膜で防御されているので外界でもしばらくは生きています。

密室の空気中で、コロナウイルスは１時間後には約50％、３時間後には10％も生きていたというアメリカの論文があります。

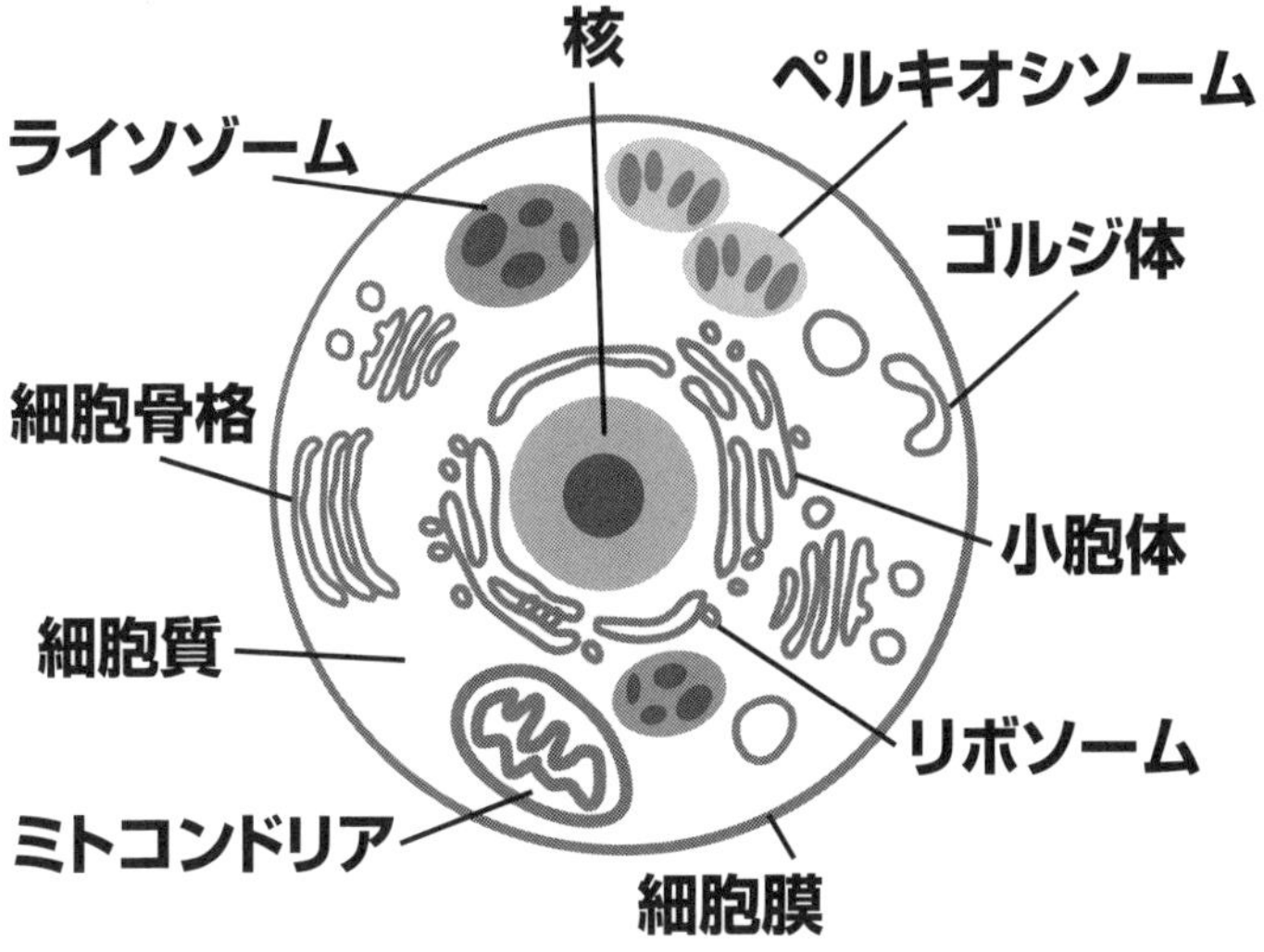

一般にウイルスは高温高湿には弱いといわれます。それゆえ体温が上がるということは、ウイルスを攻撃することです。

逆に、低温低湿の冬には感染が増えます。

コロナウイルスやインフルエンザウイルスはエンベロープ型ウイルス（脂質膜）なので、アルコール（消毒）で溶けます。

ただし、ノロウイルスにはアルコール（消毒）は効きません。

ヒトに病原性のあるウイルスは数多く存在します。

以下に代表的なヒトに感染し病気を引き起こすウイルスの一部を挙げます。

（1）インフルエンザウイルス

インフルエンザを引き起こすウイルスで、季節性インフルエンザやパンデミックを引き起こすことがあります。

（2）ヒト免疫不全ウイルス（ＨＩＶ）

エイズ（後天性免疫不全症候群）を引き起こすウイルスで、免疫系を攻撃します。

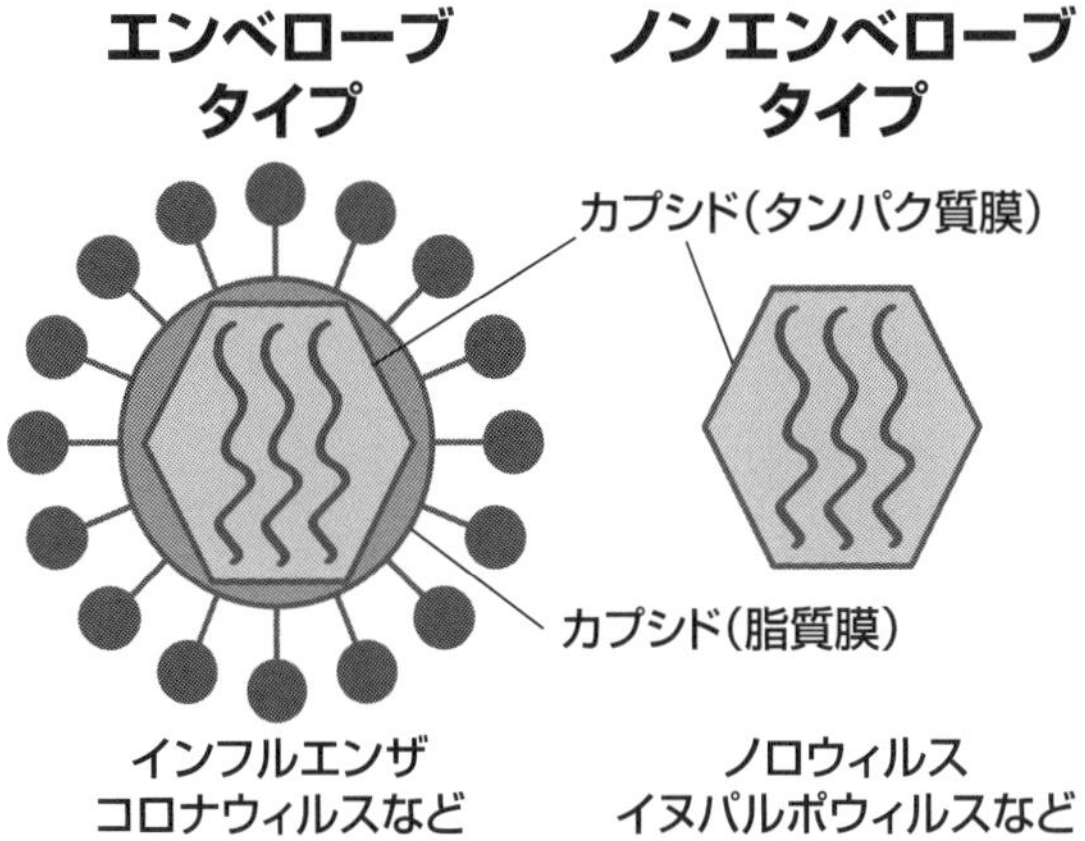
エンベロープ
タイプ
ノンエンベロープ
タイプ
カプシド(タンパク質膜)
カプシド(脂質膜)
インフルエンザ
コロナウィルスなど
ノロウィルス
イヌパルボウィルスなど

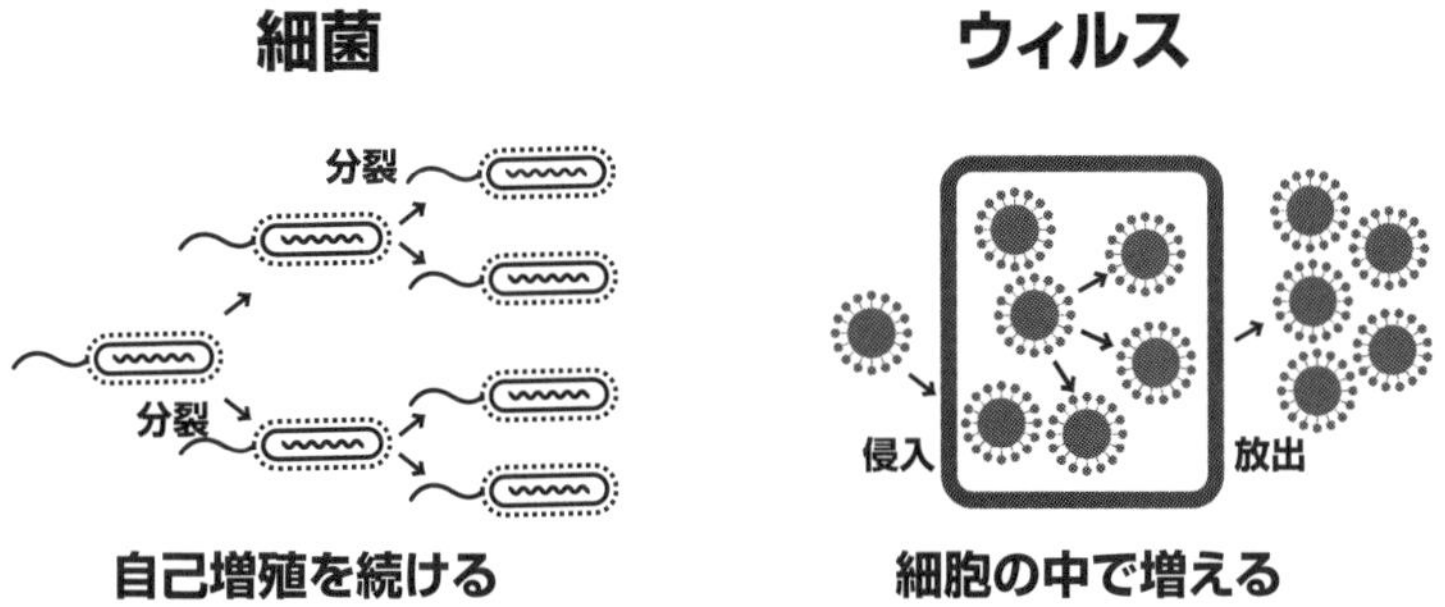
細菌
ウィルス
分裂
分裂
侵入
放出
自己増殖を続ける
細胞の中で増える

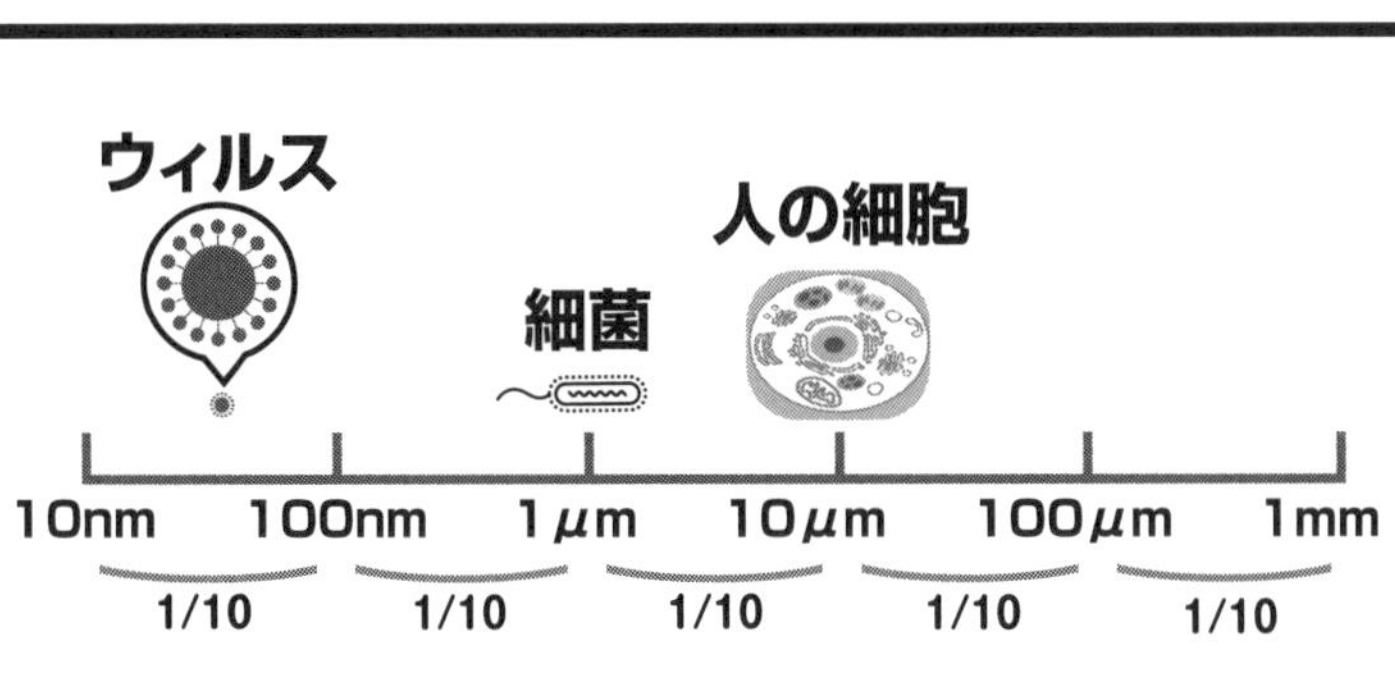
ウィルス
人の細胞
細菌
10nm
100nm
1 μm
10 μm
100 μm
1mm
1/10
1/10
1/10
1/10
1/10

（3）ヘルペスウイルス

ヘルペスシンプレックスウイルス（HSV）や帯状疱疹ウイルス（VZV）などのヘルペスウイルスは、口唇ヘルペスや性器ヘルペス、帯状疱疹などを引き起こします。

（4）ヒトパピローマウイルス（HPV）

HPVは性行為による感染が主な経路であり、子宮頸がんや他のがんのリスクを増加させることがあります。

（5）ヘパティティスウイルス

ヘパティティスBウイルス（HBV）やヘパティティスCウイルス（HCV）は、肝炎を引き起こし、肝硬変や肝癌のリスクを増加させる可能性があります。

（6）ノロウイルス

ノロウイルスは胃腸炎を引き起こし、嘔吐や下痢などの症状をもたらすことがあります。

これらはごく一部であり、他にも多くの病原性ウイルスが存在します。

　具体的なウイルスの数については、正確な数を把握するのは困難ですが、数百種以上のヒトに感染し病気を引き起こすウイルスが知られています。また、新たなウイルスの発見や変異によって、その数は増える可能性があります。

　ヒトの遺伝子に入り込んだウイルスもいます。ヒトゲノムに組み込まれているレトロウイルスは、ヒトゲノム中の約8％を占めており、これらの断片はヒトの進化の過程で長い時間をかけて蓄積されてきました。

　一部のレトロウイルスのゲノム断片は、ヒトの生物学的な機能に影響を与える可能性があります。実際、いくつかのレトロウイルスのゲノム断片は、ヒトの発生や免疫系の調節に関与していることが示唆されています。

　ただし、これらのレトロウイルスは通常、ヒト

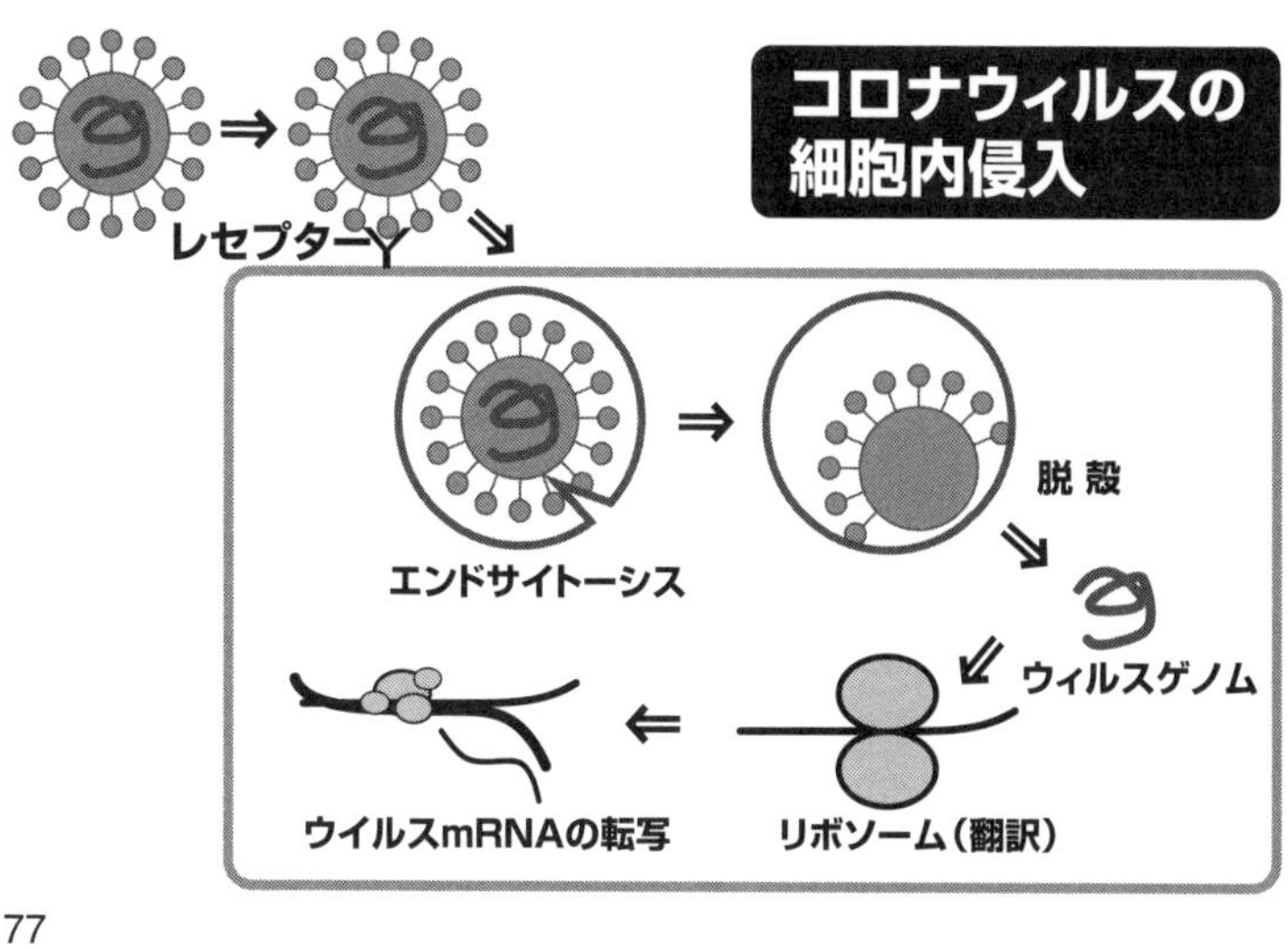

に害を与えることはありません。むしろ、一部のレトロウイルス断片は、ヒトのゲノムに取り込まれたことで新たな遺伝子や機能の進化に寄与した可能性もあります。

このような進化的な変化は、生物の多様性や適応力の向上につながることがあります。

ヒトに役立っているウイルスもあります。

以下にいくつかの例を挙げます。

（1）ファージ（細菌ウイルス）

ファージは細菌に感染するウイルスであり、一部のファージは人間の免疫系に対する攻撃を抑制するために使用されることがあります。特定の病原体に感染した際に、ファージがその病原体を攻撃することで治療効果をもたらすことが期待されています。

（2）アデノ関連ウイルス（Adenoviruses）

アデノ関連ウイルスは一般的なヒトの感染症を引き起こすことがありますが、最近ではワクチンの開発やがん治療の分野で利用されています。アデノウイルスベクターと呼ばれる変異したアデノ関連ウイルスは、遺伝子治療やがんの免疫療法に使用され、有望な結果を示しています。

（3）ヘルペスウイルス（Herpesviruses）

ヘルペスウイルスは一般的な感染症を引き起こすことがありますが、一部のヘルペスウイルスはヒトの神経系に長期間潜伏し、免疫系や他の病原体に対する抵抗力を高める役割を果たすことが示唆されています。

これらは一部の例ですが、ヒトに対して有益な役割を果たすウイルスは他にも存在する可能性があります。

しかし、ウイルスの多くは病原性を持ち、人間の健康に悪影響を及ぼすことが一般的です。そのため、ウイルスの研究は疾病の理解や予防、治療方法の開発において重要な役割を果たしています。

コロナウイルスは、獣医の世界でもよく知られているウイルスですが、ヒトの世界では通常の風邪ウイルスの一つであり、高い病原性を持つものではありませんでした。

ただ、２００２年のサーズや２０２１年のマーズといった新興ウイルスの発生により、コロナウイルスは広く知られるようになりました。

さらに最近では、コロナウイルスの出現サイクルが短くなっている傾向が見られます。

注目されるのは既知の病原性ウイルスですが、これらの研究は重要です。

しかし、非病原性ウイルスや有益なウイルスも含めて、ウイルスを網羅的、包括的に研究していくことが将来のヒト新興ウイルス感染症の対策、予防において非常に重要です。

Ⅱ　コロナワクチンについて

免疫（「**二度なし現象**」）とワクチンの歴史については偶然でしょうか、どちらも最初の記録は天然痘に関連しています。

しかし、天然痘は現代では絶滅した病気であり、ほとんど使われなくなった言葉です。若い人は知りませんね。天然痘のあとに残った顔の斑点は「あばた（痘痕）にえくぼ（靨）」の「あばた」のことです。

「二度なし現象」は古代から知られており、エジプトのパピルスやインドのアーユルヴェーダの古

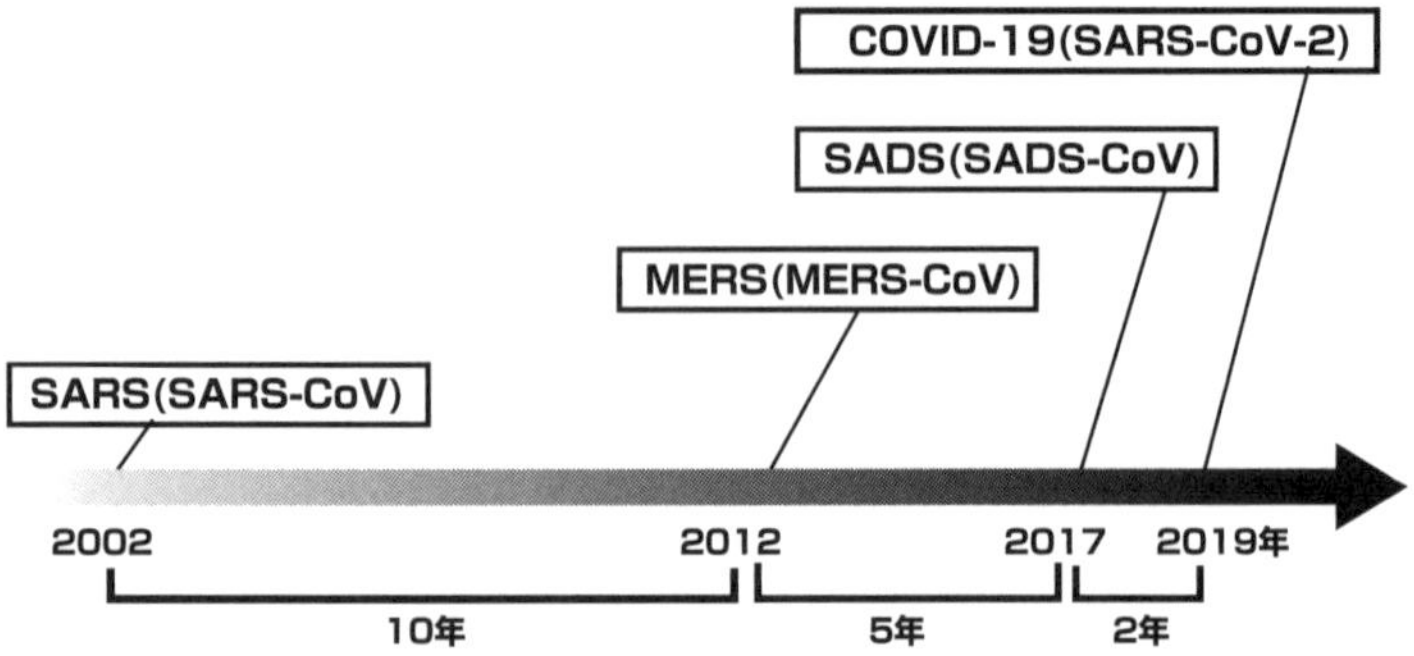

【早まっているコロナサイクル】
2002年にSARS（重症急性呼吸器症候群）がアウトブレイクしました。そして、その10年後の2012年にMERS（中東呼吸器症候群）が発生しました。さらに5年後、2017年にSADS（豚急性下痢症候群）が発生し、2年後の2019年にCOVID-19（新型コロナウイルス感染症）がアウトブレイクしました。このようにコロナウイルスの出現サイクルは短縮されています。

典文献には、天然痘に対する免疫を獲得した個人が再び感染しないことが記されています。

日本では奈良時代に藤原四兄弟（不比等の息子たち）が全員天然痘で亡くなったという記録があります。

また、独眼竜政宗が右目を失明したのも天然痘が原因でした。

種痘（天然痘の予防接種）は、世界で初めて行われたのがジェンナーではありません。実際にはインドや中国などで古くから行われていたとされています。17世紀半ばには、長江以南の地域で一定の知識が存在していたと言われています。

ジェンナーが種痘を行ったのは１７９６年であり、それよりも１００年以上前のことですね。また、日本でも江戸時代のジェンナーの６年前に、天然痘（人痘）の膿を粉末にして鼻に吹き入れる方法で予防接種が成功していました。

ジェンナーは牛痘の膿を接種して天然痘の感染を予防する方法を確立しました。彼の成果は科学的に論文化され、それによって広まりました。

牛痘の膿を用いた接種法ですが、最初のころ、牛痘の膿をvaccine, 接種のことをvaccinationと呼ぶのは、ラテン語の“vacca”（ワッカ、雄牛）に由来しています。

Vaccinationを一般的な言葉として普及させたのは、狂犬病ウイルスを弱毒化に成功したルイ・パスツールです。

狂犬病ワクチンは、現在でも接種されています。年間10頭ぐらいの愛犬が重篤な副反応で死んではいますが。

そして天然痘が死語になったのは、WHO（世界保健機関）の以下のような功績から天然痘が根絶されたからでしょう。

天然痘の撲滅は、WHOの主導のもとで行われました。

1966年に撲滅計画が策定され、1977年に最後の自然発生症例が報告され、1980年に根絶が宣言されました。国際的な協力と大規模なワクチン接種キャンペーンが成功に貢献しました。

いま示したように生ワクチン（以下、生ワク）の最初の例は、天然痘ウイルスです。

では、不活化ワクチン（以下、不活化ワク）の最初のウイルスは何でしょうか？

不活化ワクチンの最初の例は「**ポリオワクチン**」であり、ジョナス・ソークがその開発に関与しました。

１９５３年、彼はポリオワクチンの臨床試験を進める際、自身の家族にワクチンを接種することを決断しました。ソークの妻と三人の子供たちは（全員成人であり、ポリオワクチンの試験対象となることに同意していました）、ソークの指導のもとで最初のワクチンを受けました。

この行動は大きなリスクを伴うものでしたが、ソークは自身のワクチンへの信頼と家族の健康を守るという信念からこの決断を下しました。幸運なことに、彼の家族は健康を保ち、ポリオに感染することなくワクチンを受け続けました。

このエピソードは、ソークのワクチンへの信頼と責任感を象徴しています。彼は家族のリスクを冒すことで、ワクチンの安全性と有効性を示そうとした先駆者の一人でした。

このエピソードを思い出すたびに、厚生労働省が厚労省自体のワクチン接種率に関する質問に対して全然情報を開示しない、不誠実さに対し、多くの人が不満や怒りを感じています。

推定では、職員の接種率は恐らく10％前後と言われていますが、私も具体的な回答が示されないことに腹立たしく残念でなりません。

ワクチンは大きく分けて３種類です。

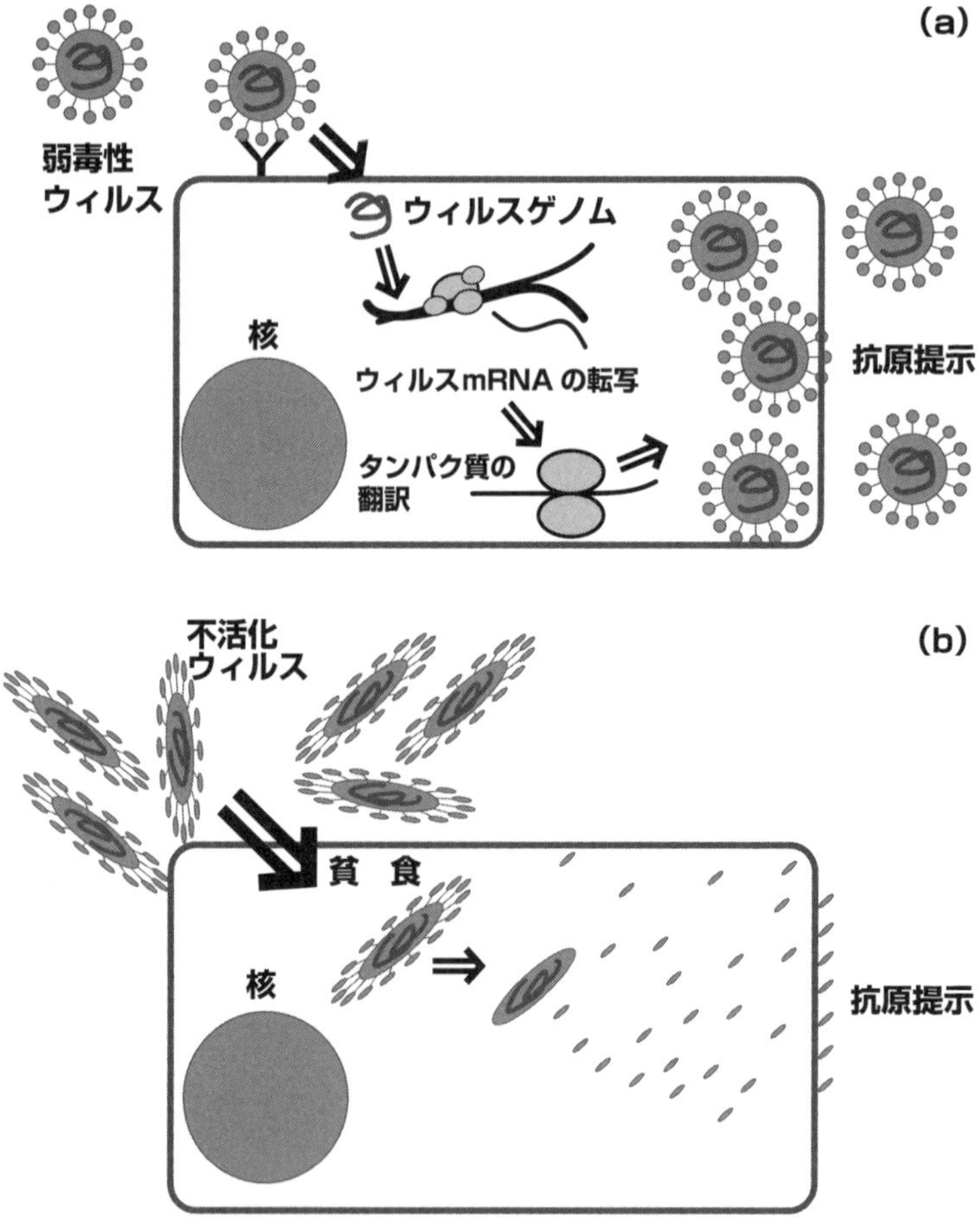

【各種ワクチンの抗原提示】

(a) 弱毒性ワクチン：生きたウィルスなので最近に感染し抗原提示されるか、ウィルス粒子がマクロファージなどに貧食されて抗原提示される。(b) 不活性化ワクチン：不活化したウィルスは感染しない。マクロファージなどに貧食されて抗原提示される。

(次ページへ続く)

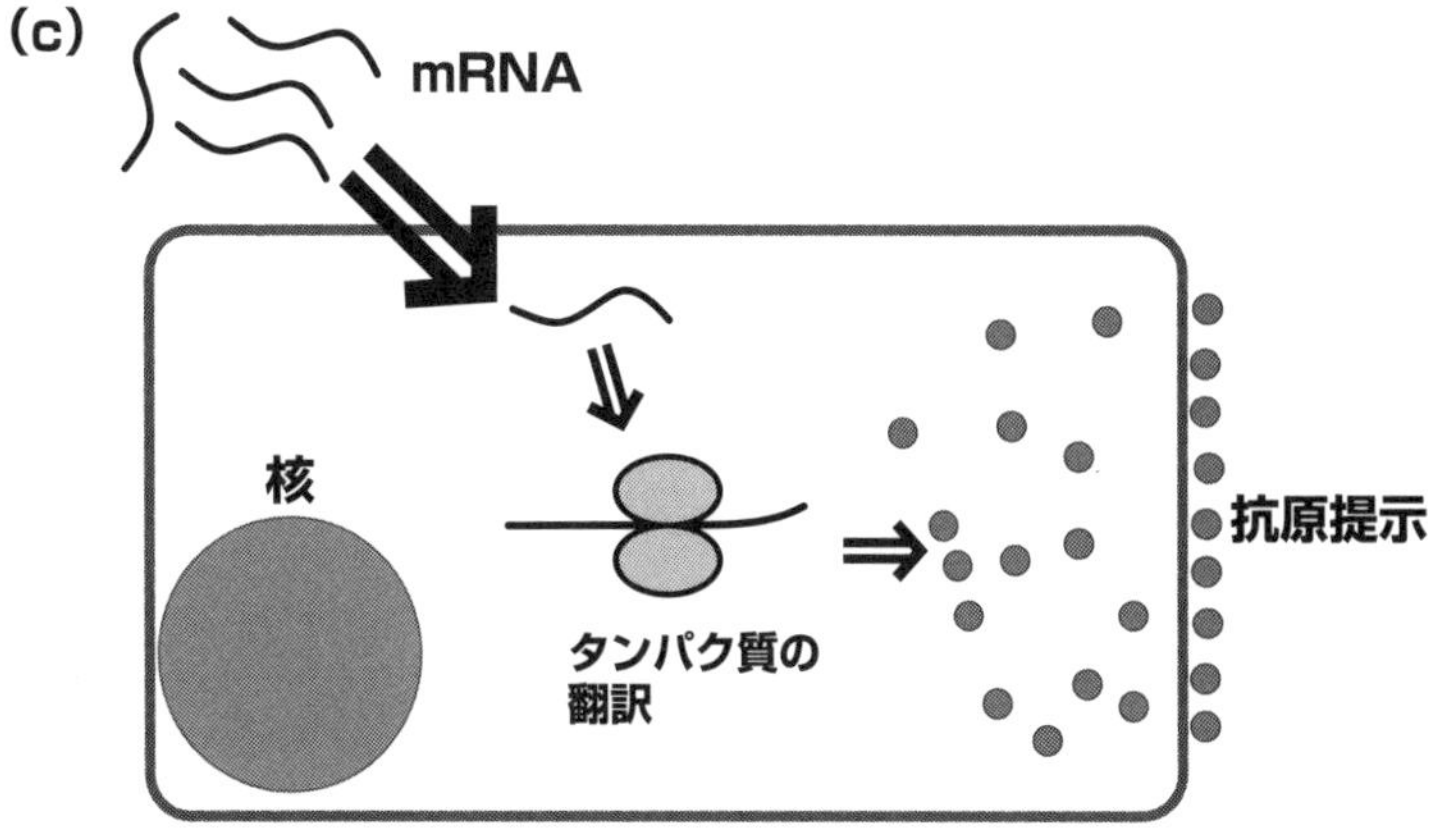

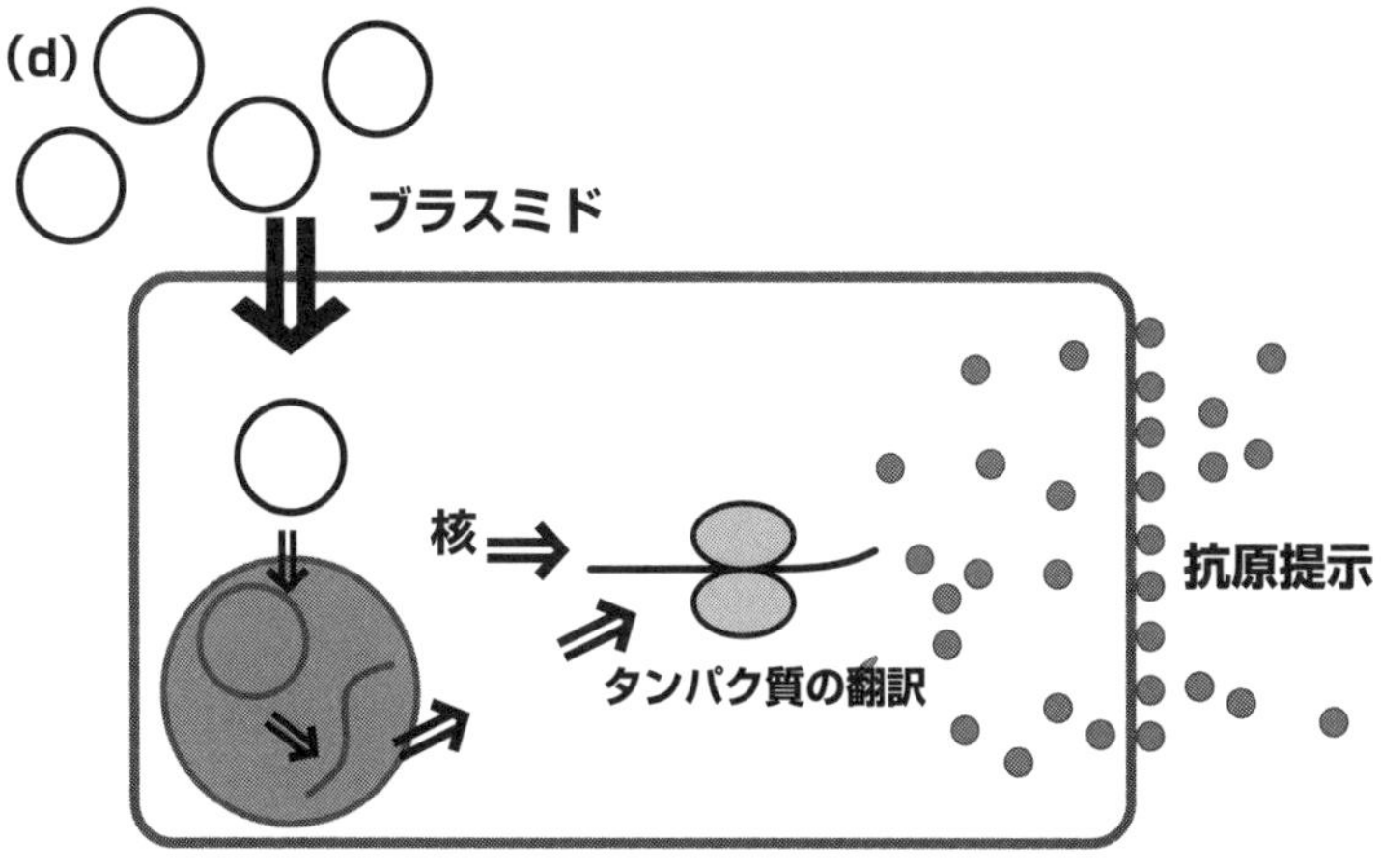

(c) mRNA ワクチン：mRNA が取込まれた細胞内でタンパク質に翻訳され抗原提示されるか、タンパク質が細胞から分泌されてマクロファージなどに貪食され抗原提示される。(d) DNA ワクチン：プラスミドは核内で mRNA に転写され mRNA ワクチンと同じ経路をたどる。新型コロナウイルスのワクチン開発ではおもにスパイクタンパク質をコードする mRNA およびプラスミドが使われる。mRNA とプラスミドはデリバリーの方法により抗原提示細胞の種類は異なる。抗原提示されたタンパク質はＴ細胞やＢ細胞に認識される。その結果、ウイルスが感染したときに細胞傷害性Ｔ細胞や抗体が免疫として働きウイルスの駆除を行う。

「①生ワク（弱毒ワクチン、現独ワクチンもほぼな同じ意味なので生ワクに統一）」「②不活化ワク（死菌ワクチンとも）」。次世代の「③遺伝子ワクチン（DNAワクチン、mRNAワクチン、プラスミドワクチン、ワクチンベクターワクチンなど）」があります。

改めて

①生ワク

②不活化ワク

③遺伝子ワクチン（mRNAワクチンを中心に）

ここで間違わないでしっかり正しく理解していただきたい。

mRNAワクチンの研究は長い間行われてきましたが、確かな成功事例はまだ存在しません。

今回のワクチンは緊急承認されましたが、裏では拙速承認と揶揄されています。長期安全試験はまだ完了しておらず、短期安全試験でも重篤な症例や死亡例が多数報告されています。これで「安全」だと言えるのでしょうか？　これが本当にワクチン言えるのでしょうか？　世界中が騙されて使用が拡がっていますが、まだ臨床試験中の段階です。なぜ日本が実験台にならなければならないのでしょうか？安全性が確保されていない限り、実施すべきではないはずです。

反ワクと言われて構いませんが、なぜ政府が全世代、全国民をモルモットにさせようとしているのでしょうか？　総理大臣であってもそれは許されるべきことでしょうか？　生ワクチンや不活化ワクチンの限界が近づいていることは事実ですが、安全性が確保されることが最優先です。

まだまだ次世代のワクチンは**殺人ワクチン**と言わざるを得ません。

真のウイルス学者たちも「まだ10年は待ってください」と助言しているのは当然のことです。アメリカではコロナワクチンに関連した訴訟が多数起こされていますし、日本でも裁判が始まるところです。

問題があるのは明らかですが、三権分立が機能していくでしょうか？　もし勝訴が出た場合、さらに他の訴訟が続くことになり、史上最大の連続裁判となる可能性があります。注目していく必要があります。

皆さん、なぜ好んでモルモットになるのですか？（それも打てば打つほど死にやすくなるんです）

ワクチンは弱毒化したウイルスや不活化したウイルスで、抗原刺激して主にメモリーB細胞（少しはメモリーT細胞も作りますが）を最終的に作りたいための「予行演習的な行為」

です。

次世代ワクチンでは遺伝子的に細胞に抗原を提示させています。

水谷哲也著『新型コロナウイルス脅威を制する正しい知識』より図を引用させていただきます。


今回のワクチンは、従来の弱毒化したウイルスや不活化したウイルスを接種しても抗原性を発揮できず、免疫（抗体など）が形成されなかったため、抗原ｍＲＮＡを介してリボゾームで生産させ、細胞表面に提示することを試みました。


これが、85ページにある新型ワクチンのアプローチです。

具体的なｍＲＮＡワクチンは、ＡＣＥ２（アンギオテンシン変換酵素２）に結合するスパイクタンパク質のｍＲＮＡを脂質ナノ粒子（ポリエチレングリコールＰＥＣポリマー）に包んでおり、０・１㎖を皮下注射します《このＰＥＧ技術の発明者がモデルナ社を立ち上げています》。

この細胞表面のスパイクタンパクが抗原提示の役割を果たし、マクロファージや樹状細胞、ヘルパーＴ細胞などを経て、Ｂ細胞（またはＴ細胞）へと情報が伝わり、メモリーＢ細胞（またはＴ細胞）が形成されます。

スパイク蛋白は細胞に侵入する部位なので、中和抗体を作ると侵入が不可能になると予想したのでしょう。

しかし、コロナウイルスはＲＮＡウイルスで変異が頻繁に起きると言われています。スパイク蛋白をターゲットにしたのは仕方ないにしても、通常の皮下注はどうだったでしょうか？　抗体を作らせるのは皮下注がスタンダードですが、ほとんどIgGがメインになります（最初はIgMが出ますがすぐにIgGにスイッチされます）。

つまり、IgAはほとんど作れません。

コロナは最初に鼻や口の粘膜に侵入しますので、IgAでないと防御できません。

このワクチンは、最初から感染予防効果を諦めているように思えます。

重症予防効果狙いだったのでしょうか？　騙され続けました。

①感染予防効果を狙い、２回打てば、集団免疫が獲得できる

←②ブレークスルー感染（今では死語。これは当たり前だから）頻発

←③重症化予防に切り替え３回接種を推奨

←

④ブースター接種で重症化予防、その後（5歳から11歳　努力義務）
全然、感染が治まらない
日本は世界一の接種率になるが、感染率、死亡率も世界一になる（2023／3／28）。
↓
⑤WHO 健康な成人のワクチン追加接種、2回以降勧めず

それでもまだワクチン接種を推奨続ける

このような流れに対して詭弁家か異常者としか思われません。

接種率が世界一になったにもかかわらず、なぜ感染率や死亡率の高さも世界一になったのか、真摯に分析されていないと疑問に思います。超過死亡数は過去最高に増加しています。

ワクチン接種によってADE（抗体増悪反応）や免疫低下が引き起こされ、自己免疫疾患や帯状疱疹、梅毒の発症も増加していると主張されています。

また、ワクチン接種後の死亡や重篤な副作用の報告も増えています。

これらの事実が明らかになっているのに、なぜまだ『**因果関係の証拠がない**』とされるのでしょうか？

もしワクチン接種以外に他の要因が関与しているのであれば、それについても真剣に考えて教えてください。

宮沢孝幸先生は、「スパイク蛋白を鼻に噴霧して、Ｎ蛋白（ゲノムＲＮＡを取り囲む蛋白）」や「ポリメラーゼ（複製の酵素）を皮下注射する免疫」という素晴らしい提案をされていますが、「IgAによる感染防御」と「変異しにくいＮタンパク質による免疫」は重症化の予防に寄与しそうですね。

ワクチン批判をすると無視されたり、デマ扱いされたり、ユーチューブ（YouTube）で削除されたりと、民主主義ではとても考えられないことだと思っていましたが、どうも医学界自体が「ワクチンは絶体善で強く推奨すべき」という結論ありきで動いているようです。だからワクチン批判は、もってのほかでタブーなのでしょう。

ここに有名な物語があります。

アンドリュー・ウェイクフィールドは論文でＭＭＲ（新三種混合ワクチン）と自閉症の関連性を主張し、新たな炎症性腸疾患を提唱しました。

しかし、他の研究者は再現できず、多くの研究で関連性は否定されました。

不正行為も発覚し、ランセットは論文を撤回し、彼は医師免許を剥奪されました。

それでも反ワクチン運動は彼を英雄視し、彼の主張は広がり続けました。彼は本や映画でその主張を発信し、ワクチン接種率に影響を与えました。

これより「ワクチン批判をすると医師免許が剝奪される判例」になったようです。

また2020年に子供のワクチン接種に関して重要な論文が出ました。

2008年から19年の間に生まれた米国の子供で、ワクチンを一つも接種していない561人と、一つでも接種した2363人を対象に、ワクチン接種回数と病院の受診率を解析した研究です。

その結果、**ワクチンの接種回数が多い人ほど、様々な病気で病院を受診する回数が増える**という結果がはっきりと出たのです。

ワクチン未接種の子供に比べ、接種した子供では、アレルギー性鼻炎、貧血、喘息、胃腸炎、湿疹、副鼻腔炎などほとんどの病気で、明らかに受診回数が大きく増えていました。

一方、**ワクチンの対象となった感染症の発生は確かに減って**いました。

この論文はワクチンを一つも受けていない子供を含めた、初めての本格的な調査と言ってよく、これまでのワクチンの副作用を過小評価されていた可能性を強く示唆しています。

要点１

ファイザー社ワクチン基調論文

New England Journal of Medicine(2020:383:2603-15)

Safety and Efficacy of the BNT162b2 mRNA Covid-19 Vaccine

（BNT162b2 mRNA Covid-19 ワクチンの安全性と有効性に関する研究）

著者　総 29 名　　（内　18 名　ファイザー社　62%：筆者分析）

結果

43,548 例が無作為化され、そのうち 43,448 例が注射を受けた。内訳は BNT162b2 が 21,720 例、プラセボが 21,728 例であった。２回目の接種後７日目以降に Covid-19 を発症した症例数は BNT162b2 接種群８例、プラセボ接種群 162 例であり、BNT162b2 は Covid-19 の予防において 95%（95%信用区間 90.3 ～ 97.6）の有効率を示した。年齢、性、人種、民族、ベースライン時の体格指数（BMI）、併存疾患の有無で定義したサブグループにおいても同程度のワクチン有効率（大半が 90 ～ 100%）が認められた。初回接種後に重症 Covid-19 を発症した 10 例は、９例がプラセボ接種、１例が BNT162b2 接種を受けていた。BNT162b2 の安全性プロファイルは、短期の軽度～中等度の注射部位疼痛と、疲労、頭痛が特徴であった。重篤な有害事象の発現率は低く、ワクチン群とプラセボ群とで同程度であった。

《筆者が内容を整理計算してグラフへ》

	全対象者	感染者	非感染者	非感染率
ワクチン群	21,720 人	8 人	21,712 人	99.97%
プラセボ群	21,728 人	162 人	21,566 人	99.25%

（感染阻止率）

（論文では算出していないが、こちらを論点にするのが通常。もともと出ないから、有効率とやらで求めたのであろう。）

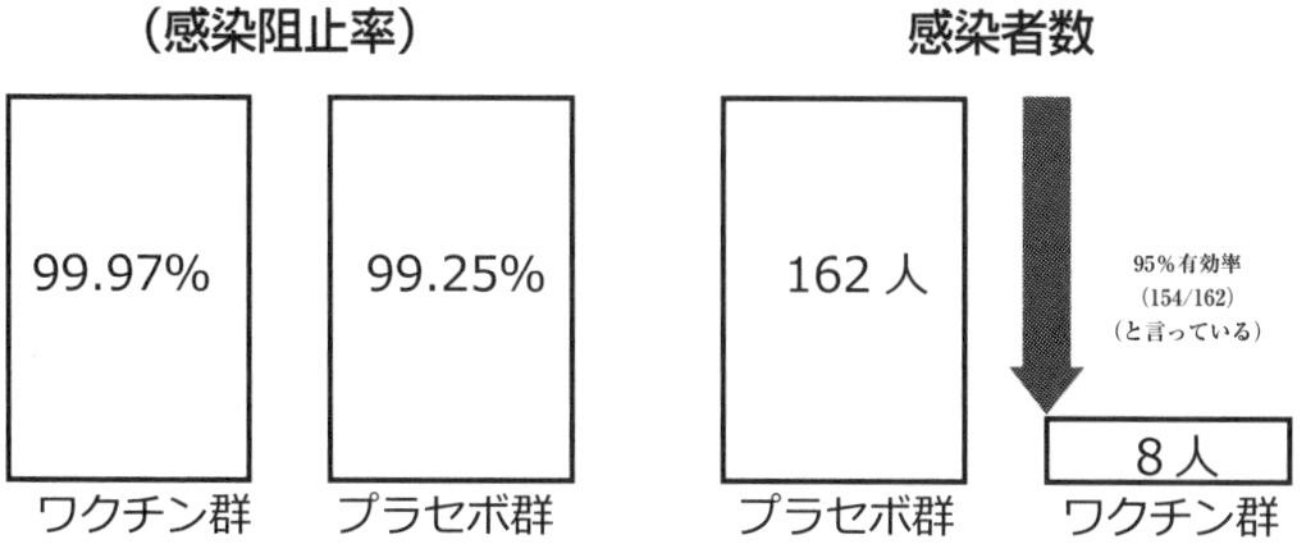

この論文は、はっきり言って科学的にはほぼ文句のつけようもない論文で、本来なら驚くような結果です。

しかし、**この論文を発表した医師の一人は医師免許を取り消されています。**

川崎病はウイルスによる風邪症候群にかかった後や、さまざまなワクチン接種のあとによく発症します。そしてBCGです。

川崎病はBCG接種をやめた欧米諸国には少なく、BCG接種を続ける東アジアに多いのです。

とりわけ**日本での発症数（率）は世界一**。

今も年々、発症数が増加の一途をたどっています。

こういう事実からは「**免疫交差**」によって川崎病が発祥していると覆われます。

というよりもかなりのケースが**BCGその他のワクチンをきっかけに発症**しています。

ところが、川崎病の診療にあたる小児科医たちは、開業医から学会のトップまで「川崎病の原因は不明」と口をそろえています。

奇妙なのは小児科医たちが「ワクチン接種のあとに川崎病が発祥した」という趣旨の（数多くの）論文を報告しているのに、誰もが「原因不明」と結論していること。

こういう論文は言外に「ワクチンが原因だ」と語っているわけですが、その結論を論文の中に書きこむと「村八分」が待っているからです。

なぜって、ワクチンが小児科医と学会の生命線だからです。大人ですね。

偶然にもＢＣＧが出てきましたが、コロナ禍最初の頃、日本人のコロナ発症率や死亡率が著しく低いのは日本独特の理由があるのではないか？　ということで、いろいろ議論されましたが、そのうちの一つに「ＢＣＧ接種をしているから」ではないかと話題になりました。真偽はわかりませんが可能性はあるようですね。

ワクチンを接種するかしないかを査定する重要な要素は、故近藤誠先生が提唱してらっしゃるワクチンの三要素（有効性、安全性、必要性）ではないでしょうか？

各ワクチンは、これらの要素を別々に検討し、最後に総合考量すると妥当な結論が得られるでしょう。

なお（厚労省はじめとする）ワクチン業界では**副作用のことを「副反応」と言いかえるのが通例**です。これは「副作用がある」だと、接種を断る人が多くなるけれども、「副反応」と言えば、警戒心を呼び起こさないだろう、という計算があるからです。

しかしこれだと永続的な脳障害や急死例まで「副反応」とされてしまいます。

そのため、**本書ではあえて副作用とします。**

では、新型コロナワクチン（ファイザー社）について考察してみましょう。

【有効性】

基調となった論文（要点1）を精査するとワクチン接種群99・97％、未接種群99・25％とすべきところを接種群が95％の有効性（感染者数を引き下げた）であったと報告しています。

私も統計処理を仕事にしておりましたが、こんなバイアスでの見方は初めてです。ワクチン効果を少しでも上げて見せるワクチン界の独特の手法なのでしょうか？　誰か教えてください。

モデルナやアストラゼネカもそうだから、そうなのでしょう。

未接種群の効果が99・25％という、こんなコロナが発生してない場面で見るのも天井効果（コントロールの有効性が100％近いところ）のあるようなところで見ても全然本質的ではありません。実験計画も悪いし、この程度のところで見ないと差が出ないのでしょうね。

また、この論文には尾ひれがついています。

世界的に権威ある医学誌の一つ『ＢＭＪ（英国医師会雑誌）』の副編集長が、ファイザーのワクチンの有効性に疑問を呈する論説を出しています。

ＰＣＲ検査で陽性の人だけを感染者としてカウントしているのですが、実はＰＣＲでは確認できなかった感染疑い例が除外されていて、それを含めて計算し直すと、ワクチンの効果は19％、接種後7日以内の発熱例（ワクチンの副反応による影響を除くため）をカットした後でも29％まで落ち込みます。

こうした情報も、一般のメディアではあまり伝えられていません。

つまりワクチンを打っても、思ったより聞いてないのではないかということになります。また、この論文（93ページ）の著者は、半分以上がファイザー社社員です。

利益相反も甚だしいですね。通常では採択されない、排除されるべき論文です。お金で採用された論文なのでしょうか？　これが有効率95％の本性です。

New Eng M は現在、インパクトファクター（特定の学術ジャーナルの論文がどれだけ引用されているかを示す指標）が、１００を越して最高値を示しています。

しかし、ファイザーのこの論文の役割も大きいのでしょうね。がっかりです。この程度の論文で。したがって有効性評価××。

【副作用】


長期安全性を見ていない。そして短期の安全性にしても重篤な症例も死亡例も多数出ている。免疫低下を及ぼし、25万人以上の超過死亡を出している。

何をもって承認を願い出ているのですか?

安全性が最も大事な項目ではありませんか?

死んではなんの意味もありませんよね。

したがって、安全性評価×××。


私の兄も、友人の母も、別の友人の父も、因果関係は認めていただいていませんがコロナワクチン接種後、亡くなりました。

【必要性】


死んだ子の齢《よわい》を数えるようで、あの時、ワクチン接種に not go のサインさえ出ていればと悔やんでばかりいます。

悪のスパイラルの始まりでしたね。何の必要性もなかったのです。

何人かの先生が言っておられますが、日本では２０１９年の冬頃から弱い新型コロナが上陸していて、２０１０年にはある程度、集団免疫ができていたのではないか？　と。私は市民ランナーの一人ですが、走友（ランナー友達）から、「２０１９年暮れの代々木公園では喉の痛い風邪が流行っていたよ」と、後からの調査で教えていただきました。

本当に必要性はなかった。ワクチンメーカーに騙されることなく、先見の明ある政治家がいたなら、と、臍を噛んでも仕方ありませんね。

20歳以下での死亡を例に取りましょう。

Ａ　２０２２年１月までに、新型コロナで３名
Ｂ　２０２２年２月７日までに、ワクチン接種死亡６名

まず（Ａ）について補足説明をすると。日本での新型コロナ感染は２０２０年１月からなので、長く見て期間13ヶ月。

それに死亡された３名の方はすべて、新型コロナ以外の重い疾患で病院に運ばれ亡くなられましたが、ＰＣＲ検査は陽性でした。

通常はコロナとは因果関係なしでカウントされるべきです。

しかし、これはいやらしいＷＨＯ指導の死者の数え方で、日本はもちろん、遵守しています。

このカウント方法は現在でも継承されています。

もちろん、交通事故で死んでＰＣＲ陽性でもコロナ死です。

ＰＣＲも不完全で、不相応という証拠もあるのに。


（Ｂ）に関して、20歳以下でもワクチン接種できるようになったのは２０２１年６月からですから、観察期間はほぼ８か月になります。

また、ワクチン接種死亡は報告したがらない人もいるようなので、身びいきとは思われない通常な見方をすると、以下のように普通に見てとれるでしょう。

20歳以下の（Ａ）新型コロナ死亡はなし（13ヶ月）
（Ｂ）コロナワクチン接種死亡６名以上（８ヶ月）

少なくとも20歳以下のコロナワクチン接種の必要性は、どこにもないように思われます。

それに実際のところ、ワクチンなしでロックアウトや緊急事態宣言を出すことなく、耐えて耐えてコロナを撃退した国があります。

「なぜ、重症化率も死亡率も風邪と変わらないのに気を使わなければならないの！」と無頓着です。それは、ノーベル賞の国、スウェーデンです。本当にノーベル賞を上げたい。そして２０２０年10月コロナ勝利宣言を出しています。こういうことは知らないはずです。

日本ではそういうことも報道できないのです。

コロナに対する政策や政治家の質を問われますものね。

２０２１年秋以降、アメリカ国民はワクチンをみかぎったようです。もう3年が経とうとしていますが、日本ではまた大々的に接種を推奨するようです。

できることなら、私も日本コロナ対策を見限りたい。それゆえ、必要性評価××。

「ど素人のお前なんかの評価なんてどうでもいいよ」と言われそうですが、私はコロナをできる限り懸命に、調査、勉強し、真摯にコロナ騒動を終わらせたいと思っている者です。

政治家の皆さん、お医者様、ご両親のみなさん。

「どうか少なくとも、お子さん、若者にだけはワクチンを打たないようにしてください」

私の最大の願いであり、本書を書いた目的の一つでもあります。

よろしくお願いします。

第5章

コロナワクチンの大きな被害

●今後を含めたワクチンの必要性

ワクチンを打つ必要性は全然ありません。それは、今後もです。

〈理由Ⅰ〉

mRNAワクチンは、今まで成功したためしがありません。

それどころか、失敗だらけの失敗続きです。

よほど「ワクチン完全絶対主義」の信望者が多いのでしょう。期待は重々分かりますが、これが現実です。断固、冷静になれと言います。

現在では、まだ無意味（10年早い）と、烙印を押します。

〈理由Ⅱ〉

長期安全性試験による調査をしていませんし、短期の安全性でも重篤な副作用（あえて副反応の言葉は使いません）が約3万件、死亡者が少なくとも2500人は出ています。

これほど副作用が多いワクチンは、過去に記憶がありません。

さらに、基調となったファイザー論文では対象者は86歳未満（75歳から85歳は被検者のわずか4％）で、基礎疾患のない人です。つまり、基礎疾患のある人や、86歳以上の人の有効性も、安全性も分かっていないのです。

あるご婦人がワクチンを打つ前に、医師に相談したそうです。

「私は基礎疾患がありますが、ワクチンを打ってもいいのでしょうか？」

その医師は「そういう人こそ、打つべきなんです」と答えました。

しかし、その婦人はワクチンを打った後に亡くなりました。

その医師の方は、どのように責任を取るつもりなのでしょうか？　厚生労働省の推薦文を信じて、やむを得ない、という言葉が通るのでしょうか？

論文を読むことを求めることはできないかもしれませんが、少なくとも基礎的な情報を理解するためにも、少しは勉強してほしいと思います。アブストラクト（要約）だけでも目を通せなかったのでしょうか？　こういう医師はたくさんいるはずです。


日本では、ワクチンは医療従事者の後に、高齢者や基礎疾患を持つ人々を優先的に接種する対象となっています。

しかし、私は高齢者や基礎疾患を持つ人々に対しての推奨は遺憾ですし、「ぶっつけ本番の人体実験」でもやるつもりだったのでしょうか？

厚生労働省よ、あなた方の弁明は何ですか？

ファイザーの口車に乗って、騙されたのですか？

それから、医療従事者のうち、ワクチン接種後に少なくとも６人が亡くなっています。

病院に遠慮して報告しなかった人もいるかもしれません。この段階で「このワクチン、何かおかしいぞ！」と医療関係者や医師は思わなかったのでしょうか？

忖度してばかりで、何人もの死亡者が出ている状況をどう考えていたのか……。情けない。6人の中には打ちたくなかったけれども、同調圧力に負けて打った人もいます。日本人は同調圧力に弱いですよね。だからこそ、真摯に正論を出さないといけないですね。真贋を見極めることは難しいかもしれませんが、原点に戻って、考えるようにしたいものです。

〈**理由Ⅲ**〉

日本人には、**もともとコロナ感染に抵抗力があった**のです。前章に詳述しています。

これらを考慮すると、**日本人にはワクチンを打つ必要性はなかったはず**です。

これからもないでしょう。

ワクチン接種の選択検討時間も十分あったはずですが。専門家チームの無能さは残念でなりません。本物の専門家がいたなら、と。

それをコロナワクチン接種競争に出遅れた引き目があったのか、ワクチンを9億本も買うことになってしまいました。単価については守秘義務で公開されていませんが、およそアメリカでは15ドル。ヨーロッパでは15～23ドル。日本はあくまでも推定ですが、32ドルというところでしょうか。あくまでも推定ですが、いい鴨のようですね。

それも過去に様々な問題を起こしているファイザー社からです。きちんと調査などを行った上での判断だったのでしょうか？

もう後に引き返せなくなりました。それ故に「ワクチン打て打て行進曲」と同時に、令和の大本営発表「嘘のスパイラル」が始まったのでしょう。

●騙され続けたワクチンの効果

ワクチンの効果については、いわば騙され連続の歴史ですね。歴史を振り返ってみましょう。

①副作用はほとんどないし、あっても重篤ではなく、2〜3日で治ります

ノーベル賞受賞した教授も「発熱などの副反応が多くの人で起こりますが、数日で必ず治ります」と言っていました。

なぜこのように見識のないことをおっしゃったのでしょうか？　この教授はマラソン好きでファンだったのですが、一挙に冷めてしまいました。

②感染を予防できる

打っても、打っても感染者が増える一方でしたので、なんとなくこの件も嘘と判断できますよね。それに厚労省のデータもあります。厚労省ホームページにある表（表１）を示します。だいたいの年代で２回接種群または３回接種群（両群の時も）より未接種群が新規感染者数は少ないです。特に65～69歳代では10万人に対して未接種群、２回接種群、３回接種群はそれぞれ66・5人、262・5人、116・9人となり、断然未接種群の新規陽性者数は少ないです。

抗体の主なクラスがＩｇＧですから、感染には関係しないですね。むしろＡＤＥ（抗体依存性感染増強）が作用しているのでしょう。

また、ワクチンのせいで**免疫抑制になり、罹りやすくなったかも**しれません。

【表１】

ワクチン接種歴別の新規陽性者数（7/1-7/17）

	未接種			2回目接種済み（3回目接種済みを除く）			3回目接種済み			接種歴不明
	新規陽性者数（7/11-7/17の合計）	未接種者数（7/17時点）	10万人あたりの新規陽性者数	新規陽性者数（7/11-7/17の合計）	2回目接種者数（3回目接種者数を除く）（7/17時点）	10万人あたりの新規陽性者数	新規陽性者数（7/11-7/17の合計）	3回目接種者数（7/17時点）	10万人あたりの新規陽性者数	新規陽性者数（7/11-7/17の合計）
0-11歳	83,304	10,702,008	**778.4**							
12-19歳	19,220	2,177,023	**882.9**	30,575	3,846,574	**794.9**	11,699	2,917,567	**401.0**	19,190
20-29歳	15,855	2,403,781	**659.6**	31,268	4,306,981	**726.0**	31,015	6,012,155	**515.9**	19,497
30-39歳	13,648	2,811,723	**485.4**	26,493	4,202,769	**630.4**	33,461	7,281,233	**459.6**	20,447
40-49歳	9,882	3,141,838	**314.5**	22,562	4,249,005	**531.0**	41,775	10,965,616	**381.0**	19,536
50-59歳	5,479	1,251,177	**437.9**	10,391	2,591,318	**401.0**	35,955	12,922,885	**278.2**	12,128
60-64歳	1,262	616,652	**204.7**	1,988	604,356	**328.9**	13,225	6,177,151	**214.1**	3,754
65-69歳	687	1,033,539	**66.5**	953	363,017	**262.5**	10,665	6,687,911	**159.5**	3,109
70-79歳	1,179	865,189	**136.3**	1,342	595,475	**225.4**	17,222	14,734,058	**116.9**	4,954
80-89歳	626	51,335	**1219.4**	812	413,436	**196.4**	8,732	8,562,739	**102.0**	3,081
90歳以上	277	–	–	310	141,847	**218.5**	3,291	2,249,696	**146.3**	1,467

※　HER-SYSに登録されている新規陽性者を、不明を含むワクチン接種歴の有無で分けて集計し、報告日における新規陽性者数の７日間の合計を算出。（データは７月19日参照。データは日々更新され、今後最新のデータが反映される。）

※　ワクチン接種歴が未記入の場合、令和４年４月20日までのADB提出データでは未接種に分類していたが、５月11日以降のADB提出データでは接種歴不明に分類している。

③8割くらい打つと集団免疫が獲得できる

8割を達成できましたが、ご存じのように集団免疫は達成できませんでした。しかし、コロナウイルスについての性質や歴史を知っていたら、常識のようなものです。コロナに対して、今までワクチンさえできたことがないのです。本物の有識者メンバーだったら見破れたはずです。残念でなりません。

ブレークスルー感染。この言葉はどこに行ったのでしょうね。ありえない現象と思われたのでしょうけれども、ある意味、当然の現象でした。抗体が免疫抑制に働くのでしょうから。

テレビのCMで「大事な人を守るために、みんなを守るために、ワクチン接種するほど感染も重症化も防げる」と流れていました。

本来のワクチンであれば摂取すると感染が抑えられるはずですし、ブースターを打てばなおさらのはずです。それを最初は大本営発表しましたが、真実の結果は反対でした。

その真実を大阪府や浜松市で発表していたのですが、大本営から削除するように言われたのでしょうか？　今では見ることもできません。

しかし、それを藤江成光さんが2023年6月23日開催された超過死亡検討会の時に、提示してくださいました。それが以下の表です。1年が経過してもあまり変わっておりません。接種回数のこともあまり言わなくなりました。

すべての年代でとはいきませんが、ほとんどの年齢層で未接種者の新規陽性者が少ないです。こういうデータこそ、こそこそと削除させるのではなく、皆さんに周知させて、これ以上のワクチン接種を検討する絶好の機会となったはずです。都合のいい嘘をつき、真実を隠そうとする大本営ならではですね。

④ワクチン接種するほど感染も重症化も防げる

「感染予防に効いている」というワクチンの効用は、ほぼすべて打ち消されたので、最後の砦は「重症化予防」。残念ながらそれも嘘と言わざるを得ません。

何故なら打てば打つほど免疫力が落ちるし（免疫抑制に働くIgG4の増加）、ＡＤＥ（抗体依存性

【表2】

ワクチン接種歴別
10万人あたりの新規陽性者数
(2022/8/22-8/28)

※厚生労働省アドバイザリーボードより

	未接種者	2回済	3回済
0-11歳	1113.0		
12-19歳	864.0	903.9	647.1
20-29歳	981.3	1016.2	896.8
30-39歳	760.6	961.5	825.2
40-49歳	558.3	850.7	700.6
50-59歳	947.4	737.5	576.9
60-64歳	498.3	659.8	479.0
65-69歳	194.9	584.7	379.5
70-79歳	378.0	482.8	290.9
80-89歳	12057.9	511.8	297.4
90歳以上		640.8	468.9

訂正:浜松市ではなく厚生労働省による
全国のデータ表示しています。

これ以降公開なし

超過死亡討論会：パンデミック下の日本の超過死亡について、複合的な考察を試みる

感染増強）が起きるのです。そしてこのＡＤＥこそが、動物実験で動物が全頭死した元凶と言われています。ヒトもそうなる可能性が十分あるわけです。恐ろしいことです。

またデータ重視の時代に、厚労省が厚労省のデータを無視した事件で、京都大学名誉教授の福島雅典先生が、厚労省を相手に係争中です。

厚労省はデータにのっとり、「感染は予防できなくても重症化は予防できるだろうし、死亡率も低下させるだろう」ということで、どんどん接種を推奨していきました。

しかし、実はこの逆のデータ（２０２１年７月データ）が、厚労省から出ていましたし、そのデータを隠ぺいして推奨し

【表３】

コロナ感染陽性者のワクチン接種回数と致死率（2021年７月）

コロナ陽性患者	未接種者 致死率		1回接種者 致死率		2回接種者 致死率	
90歳以上	8.45 %	18/213	3.39%	2/59	1.03%	1/97
80-89歳	5.42 %	39/719	5.53%	12/217	2.03%	6/296
70-79歳	1.68 %	23/1,366	2.04%	11/538	1.03%	4/387
65-69歳	1.31 %	13/991	0.60%	2/334	0.49%	1/203
60-64歳	0.32 %	10/3,098	0%	0/715	0.85%	1/117
55-59歳	0.16 %	9/5,728	0.13%	1/787	0%	0/117
50-54歳	0.18 %	15/8,257	0%	0/806	0%	0/146
45-49歳	0.083%	8/9,588	0.14%	1/726	0%	0/132
40-44歳	0.030%	3/9,847	0.18%	1/568	0%	0/127
30-39歳	0.018%	4/22,764	0.09%	1/1,063	0%	0/244
19-29歳	0.002%	1/41,375	0%	0/1,605	0%	0/352
18歳以下	0%	0/16,394	0%	0/101	0%	0/11
全年齢	0.12%	143/120,340	0.41%	31/7,519	0.58%	13/2,229
65歳以上	2.83%	93/3,289	2.35%	27/1,148	1.22%	12/983
65歳未満	0.04%	50/117,051	0.06%	4/6,371	0.08%	1/1,246

注）期間を絞った調査結果であり、特に65歳未満においては死亡者数が少ないことに留意が必要である
年齢区分での感染者数が大きく違うため、全年齢での比較よりも、各年齢区分での比較が望ましい

※　HER-SYSデータ集計値　死亡数は８月31日時点で集計　死亡の入力率は７割程度である点に留意が必要　5

ていったのです。そして2021年9月のアドバイザリーボードでは当然推薦しているはずがないと。下部の表では、致死率は65歳以上でこそ未接種群のほうが高いのですが、全年齢で見た致死率では未接種群0・12％、1回接種群0・41％、2回接種群0・58％と、未接種群が圧倒的に低いのです。

ここでも打つほど致死率が高いことを示しています。

この厚労省自身のデータを隠蔽したのか無視したのかは分かりませんが、ここでもワクチン接種を断念する機会があったのです。ただ、もう元には帰れなかったのでしょうね。重ね重ね残念です。

①副作用はほとんどないし、あっても重篤ではなく、2〜3日で治ります
②感染を予防できる
③8割くらい打つと集団免疫が獲得できる
④ワクチン接種するほど感染も重症化も防げる

これまで見てきたとおり、**①〜④全てがウソ**でした。

ほんとに気を付けてください。これでもまだ、ワクチンを打ち続けますか？

大本営発表に関連して言及しましたが、いずれ大本営発表は国民に嘘だとされることでしょうが。

したがってコロナワクチンの真実、正体は大本営発表の逆になります。

つまりまとめると、

◆長期の体調不良や重篤な副作用、死亡例まで多数出現している。

◆打てば打つほど、感染も重症化も予防できない。ましてやこのワクチンでの集団免疫の獲得は夢物語。

そして、詮《せん》無いことですが、ワクチンは不必要でした。ワクチン接種をやめる機会も何回かありました。

ワクチン接種が始まって以来約3年間、その間に、以下に示すような事変が異常に増加しています。

帯状疱疹、梅毒、自己免疫疾患（膠原病など）、多種多様のワクチン後遺症です。

また、主な医学学会における「コロナワクチン接種後に」という言葉で始まる症例報告が、2023年6月4日時点で410件もあります。発表したすべての医師がワクチン接種との因果関係を「示唆する」か「有り」と考察しているはずです。

厚労省はこれらすべての学会発表も無視するつもりなのでしょうか?

ここ2年半に超過死亡者数（例年ある時期の本来想定されている死亡者数より､増えた数）が激増しています。それもワクチン接種後から立ち上がっていて、おおむね相関しているように思えます。

ナイジェリアのカノ州で行われた髄膜炎の治療薬「トロバン」（ファイザー社）の臨床試験で11人の子供が死亡し、ほかにも多くの子供に難聴、麻痺、失明、脳障害などの後遺症が発生しました。

ファイザー側は現地保険詰極から承認を得ており、死亡と薬剤投与に因果関係はないと主張しましたが、のちに臨床試験を承認したとされた病院には倫理委員会が存在せず、文書も偽造されたものであることが発覚。結局、ファイザー側が7500万ドルの損害賠償をカノ州に支払っています。

（ジャーナリスト・村上和巳「米ファイザーによるナイジェリアでの裏工作　ウィキリークスに掲載」ミクスOnline ２０１０年12月22日付）。

また、抗てんかん薬『ニューロンチン』（ファイザー社）の適応外使用を促進するため、著名な医師名義を借りて、信頼に足らないデータをもとに、ゴーストライターに12編もの論文を書かせたことが発覚した事件もあります。

ニューロンチンは大ヒット薬となりましたが、内部告発を受けたファイザーは違法マーケティング活動の罪を認め、刑事・民事事件の解決金として４億３０００万ドルを支払っています（マーシャ・エンジェル著、栗原千恵子・斉尾武郎共監訳『ビッグ・ファーマ』篠原出版新社）。

他にも、さまざまな医薬品で違法マーケティングがあったとして、ファイザー社は何度も巨額な和解金や賠償金を支払っています。

とても長い引用になりましたが、ファイザー社の体質、そして根性が分かると思います。元ＭＲ（医薬情報担当者、製薬会社の実質上の営業社員）さん、また現役のＭＲさんに聞くと、まともな神経の人は辞めていくらしいです。

どうもこれらを見聞きすると、今回のコロナ騒動の縮図を見ているようです。

ユーチューブ（YouTube）上で元社員がいろいろなことを暴露している映像が上がっていて、「ほんとかな？」などと思ったりしたのですが、状況を理解した今では信憑性が増しました。

ヤクザ体質な会社、そしてその毒饅頭……。どちらも見破れなかったのでしょうか？

世界中が騙されていたのですが、もうほとんどの国が気付いています。

日本は、いつまで毒饅頭を食わせるのでしょうか？

副反応審議委員会で因果関係をほとんどすべて「因果関係不能」と判定している人は誰なのでしょう。

福島教授が問われたところ「医者免許を持っている専門家」ということです。さぞや超見識を持ったブラックジャック級の医師かスーパードクターか神医師なのでしょうね。ほとんどの報告医師が「因果関係あり」または「示唆する」としているのを、すべて「因果関係なし」、または「因果関係不能」であると一刀両断していますから。

判定医師に教えを乞いたいので、ぜひ公表してお名前を教えていただきたいものです。

実は、コロナワクチン以外のワクチンでも、死亡者は出ているのです。

厚労省はひた隠しにしていますし、ワクチンの添付文章にも、副作用欄にも死亡例は記述されていません。

以下は小児用ワクチンに対して、２０１３年から４年間に厚労省に副作用死（疑い）として報告されたケースです。

◆B型肝炎ワクチン：死亡12人。
うち乳児突然死症候群（3）、突然死・死亡（9）

◆百日せきジフテリア破傷風ポリオワクチン：死亡15人。
うち乳児突然死症候群（3）、突然死・死亡（12）

◆肺炎球菌ワクチン（13価）：死亡23人。
うち乳児突然死症候群（5）、突然死・死亡（18）

◆ビブリオワクチン：死亡26人。
うち乳児突然死症候群（6）、突然死・死亡（20）

◆ロタウイルスワクチン：死亡15人。
うち乳児突然死症候群（3）、突然死・死亡（12）

これらの報告は残るので厚労省の役人は隠すことはできません。それで舞台は厚労省に設置された、ワクチンの副作用を検討し認定するための（専門家からなる）「審議会」に移ります。ここでは報告された事例を定期的に検討しているのです。

そしてこの場で、全例にあれこれ理屈（というより屁理屈）を付けて「因果関係の有無は不明である」などと結論し、死亡例とワクチンとの関係を否定していくわけです。

その結果、医師向けの（厚労省公認の）ワクチン説明書である「添付文書」には、重大な副作用として「急死」とか「突然死」が記載されたものは一件もない事態になっています。どのワクチンの添付文書にも危険があるとは書かれていないのです。

このように厚労省はワクチン死との因果関係を頑なかたくなに認めようとしません。「副作用死」だという専門家らのお墨付きがないと、新聞・テレビなどのマスコミ大手は報道しにくいのです。

新型コロナワクチンでも同じですね。死亡例は２０００件以上。99・9％以上が因果関係不能となっています。悪しき慣例を踏襲しているとしか言えないですね。

遺族の方に申し訳ないと思わないのでしょうか？

こんな儀式でワクチン完全絶対主義を堅持してきたのですね。遺憾ですが、ケツの穴が小さすぎるとしか言いようがありません。これが日本の厚労省なのかと思うと非常に情けないです。

またこういうこともありました。

２００９年に新型インフルエンザが流行した時に、急いで新型用のワクチンを作って大勢に摂取しました。すると急死例が相次ぎ、担当医「副作用死の疑い」として報告したケースが「131人」になりました。

ところが専門家から構成される審議会では「接種後5分で心停止したケース」を含め「ワクチンで死亡した」とか、「因果関係がある」と認定したケースは皆無だったのです。

またワクチン接種が始まって、まだ7か月くらいしか経ってない頃のワクチン接種死亡者数のグラフ（120ページ）です。

2021年9月10日時点で、ワクチンを打った後、すでに1100人以上の人が亡くなっているというのは、かなりの異常事態です。しかし、誰も騒いでいません。**ワクチンを接種したら38℃～40℃の高熱を出す人が7割もいるなんて、相当なことなのです。**

しかも、すべての死亡事例が「ワクチン接種との因果関係は評価できない」などということはありえません。「人のいのちが、なにより大事」と言いながら、「1100人以上死んでも、死因は全くわかりません」などという答えで、本当に済むのでしょうか？

4月9日の時点で6人の方が亡くなっていますが、その審議会公表事例の検討を見てみましょう。

【グラフ1】

増え続けるワクチン接種後の累計死亡数

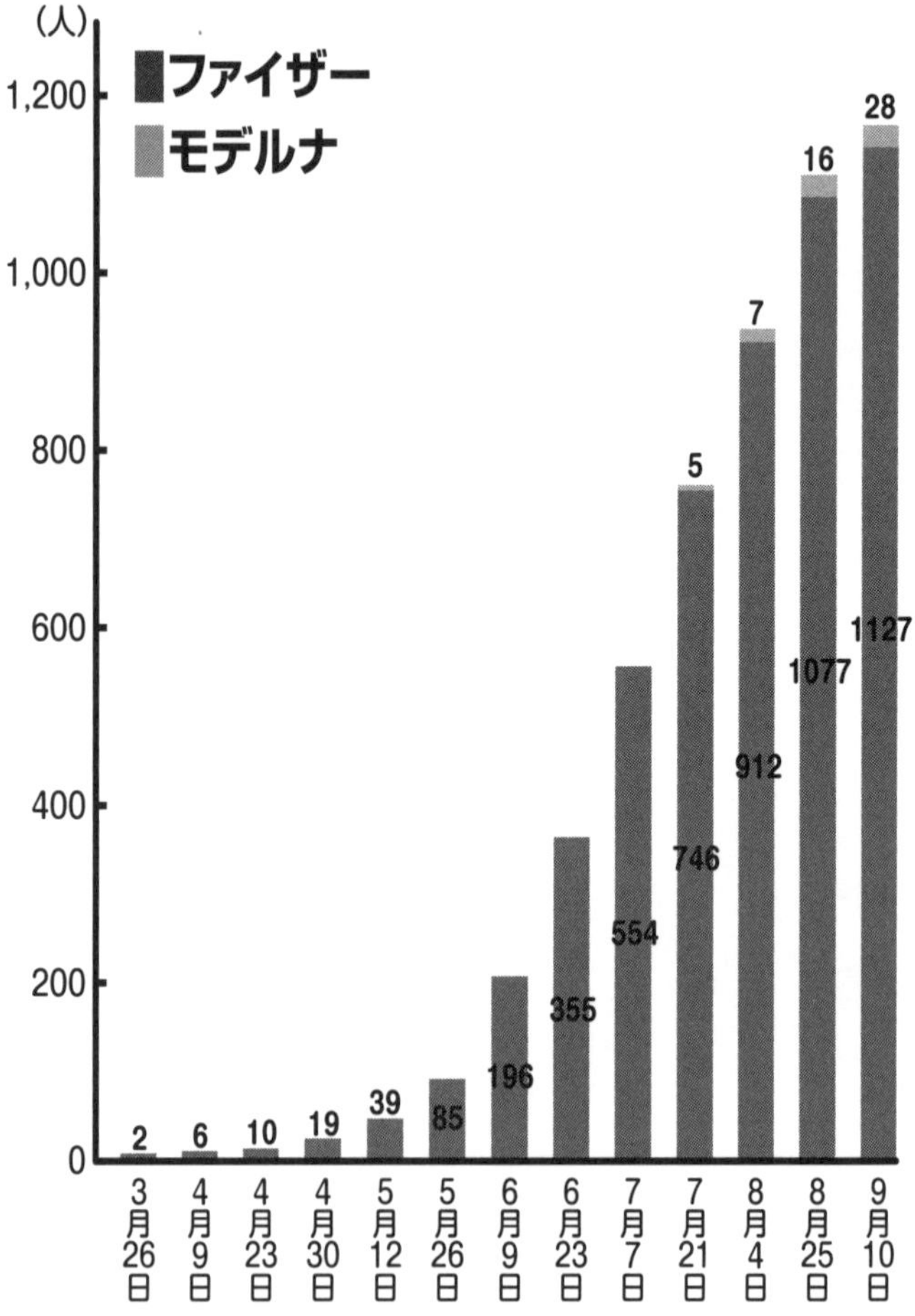

厚生科学審議会（予防接種・ワクチン分科会 副反応検討部会）資料より作成

【グラフ2】

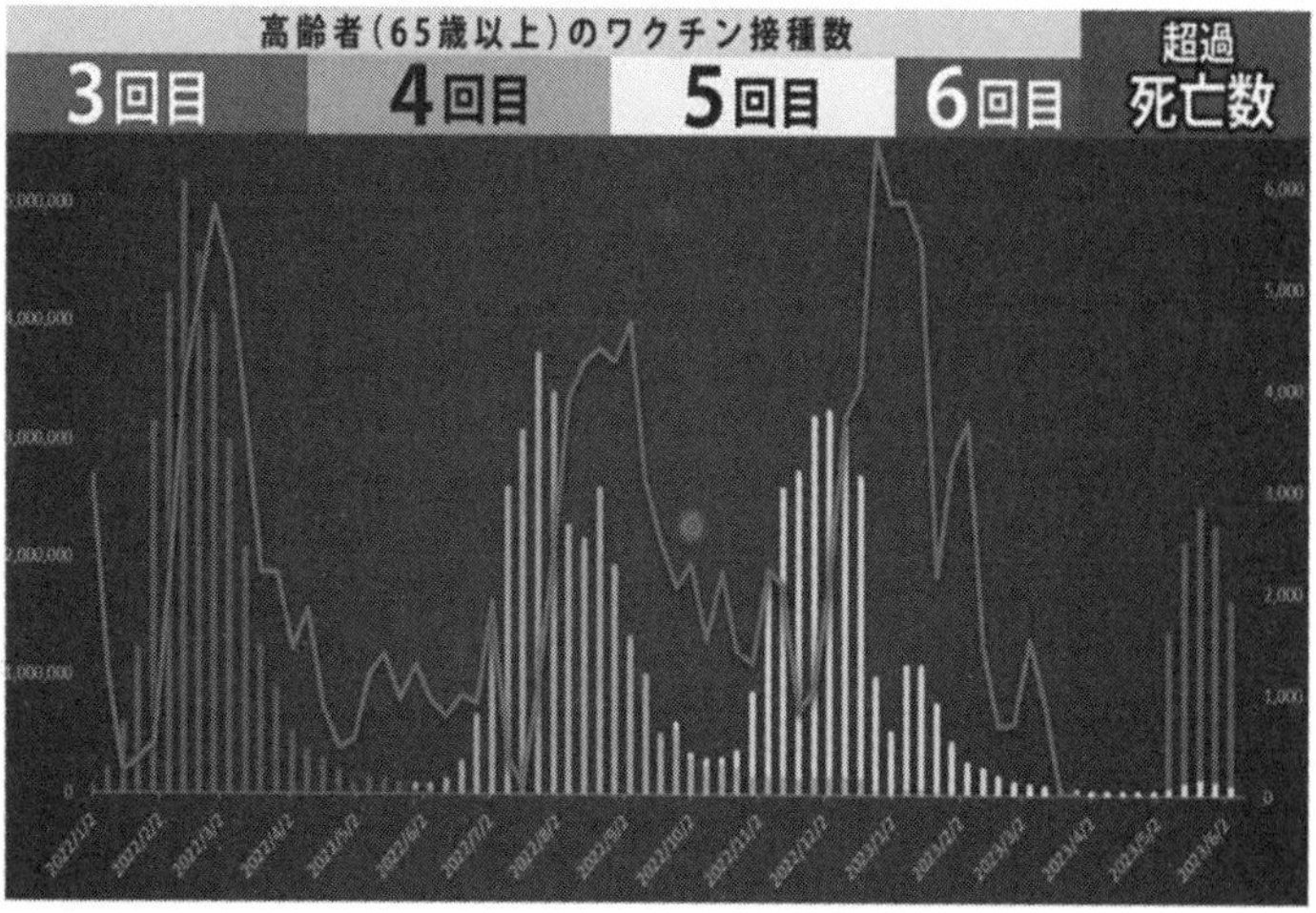

超過死亡討論会：パンデミック下の日本の超過死亡について、複合的な考察を試みる

【グラフ3】

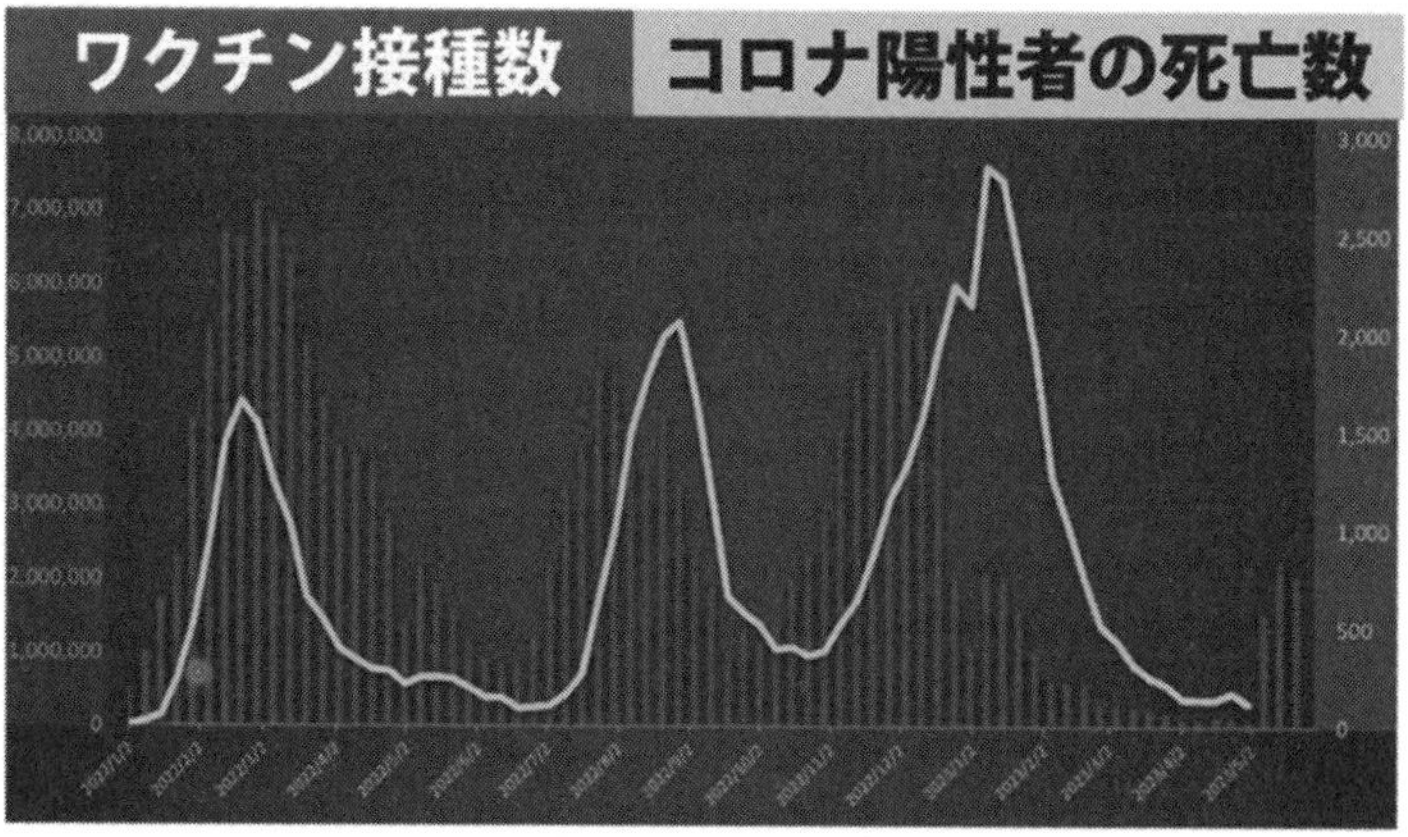

超過死亡討論会：パンデミック下の日本の超過死亡について、複合的な考察を試みる

これらは全例「因果関係は評価できない」とされていますが、皆さん納得できますか？
全事例が医療従事者です。

【事例1】61歳、女性。ワクチン接種後3日目に突然死。死因は「くも膜下出血」。診断根拠は、死後に採取した「髄液」に血液が含まれていたこと。

【事例2】26歳、女性。ワクチン接種後4日目に突然死。死因は「脳出血」と「くも膜下出血」。診断根拠は、死後のCT検査。

【事例3】72歳、女性。ワクチン接種して3日後に「脳卒中症状」を発症。救急搬送されるも、接種から5日目に死亡。死因は「脳出血」。生前のCTにて判明。

【事例4】65歳、男性。ワクチン接種後19日目に突然死。死因は「急性心不全」。診断根拠は、検死による推測。

【事例5】62歳、男性。2度目のワクチン接種をした翌日に死亡。死因は「溺死」。湯船で溺れていた。解剖するも溺れた原因は不明。

【事例6】69歳、女性。ワクチン接種後9日目に突然死。死後に発見。死因は「脳出血」。解剖で判明。

審議会では、いずれのケースも「情報不足等によりワクチンと症状名（脳出血や溺死など）との因果関係は評価できない」とされています。

では、その後に情報を集めて詳しい調査をしているかというと、それはしていません。どのケースも、審議会では報告された後、審議会が何度開かれても、追加情報は発表されず、「因果関係は評価できない」ままです。

つまり**因果関係を明らかにするつもりがない**のです。

したがって、これらの6件の死亡例は今後も「評価できない」まま推移し、実社会では「因果関係不明」として扱われ、そのうちには「因果関係はなかった」、「副作用死ではない」と受け取られ、事件は風化してしまうはずです。現在2年が経っていますが、最初の6例については、副作用死ではないと了解されています。

これらの死亡例では、頭蓋内に出血したケースが多いですね。6例中4例も頭蓋内に出血して亡くなっています。これだけ多いということは、ワクチンと出血の間には何か関係があるのではないか、と考えるのが普通だと思います。

ところが前述したように全例とも「因果関係が評価できない」と自信たっぷりのようです。その根拠は出血も心不全も溺死も、ワクチンを打っていてもいなくても生じることがあるからでしょう。

この点について、審議会の場では日本における新型コロナ流行以前の「脳出血」と「くも膜下出血」を合計した「出血性脳卒中」による死亡数を記した資料を配布しています。そこにはコロナ禍以前である2019年の、出血性脳卒中による国民死亡数は4万4507人とありました。

「ほら、コロナ以前にも出血性脳卒中でこんなに死んでいたでしょ」と言わんばかりです。「出血性脳卒中で普段こんなに死んでいるのだから、ワクチンとの音が関係はよくわからない」と主張したいのでしょう。

実際、その死亡数を知らされたら、一般の方々は、「ほう、普段からそんなに死んでいるのか」「じゃあ、ワクチンとは関係ないかな」という気持ちになるはずです。

しかしこのように、出血性脳卒中の数だけを強調するのは詭弁です。

なぜならば同じ期間の「国民の全死亡数」は、138万人にも上ったからです。

つまりワクチンを打たない自然な状態では、出血性脳卒中で亡くなる方は国民全死亡の「3・22％（4万4507／138万）」です。

ところがワクチンを打つと、亡くなった６人のうち４人が出血性脳卒中です。その頻度（67％）は、実に**自然死の20倍**にもなります。

このことから**「ワクチン接種後の出血性脳卒中は、ワクチンの副作用である」と断じてもいいくらい**です。

６例中２例は、溺死や急性心不全で亡くなった、とされています。溺死したケースは解剖までしたのに、心筋梗塞や脳卒中などが生じた形跡は発見されませんでした。

急性心不全のケースも、死後に発見されたので、急性心不全が生じたことは確かめられていません。単なる推測です。

こういう場合、審議会で言うように「ワクチンと症状との因果関係が評価できない」のでしょうか。

否。解剖しても、ワクチンで臓器の機能障害が生じたなどの「所見」や「痕跡」が得られないこと自体が、まさにワクチン副作用死の特徴の一つなのです。

ハンクアーロンさんの突然死の時もそうでしたが、剖検ではみつからなくても、免疫システムが過剰に反応して**「サイトカインストーム」**が生じ、心臓や呼吸がとまることが考えられるのです。

ここで問題にしている、急性心不全とされたケースでも、サイトカインストームが生じた可能性が高いと思います。

また、溺死例も、入浴中にサイトカインストームが生じたとすれば、意識を失う可能性があるようですから、そのまま溺れたとしても不思議ではありません。

野球部の中学生が練習後ワクチンを接種し、4時間後にお風呂で沈んで亡くなっていました。ワクチンを打った後、看護婦さんは「今日は風呂に入ってもいいですからね」と言ったそうです。これもサイトカインストームで意識がなくなったのでしょう。誰が中学生にもワクチンを強要したのでしょう。

【事例2】は、福岡県の公立総合病院で働く26歳の女性看護師です。

彼女は事例1の出来事を知っていたため、ワクチン接種を受けることをためらっていましたが、病院は1月にコロナのクラスターが発生し、二度とクラスターが生じないようにするため、全員が1回目の接種を受けることになりました。

彼女はコロナ病棟で働いていたのです。同僚たちの圧力もあり、迷いましたが、最終的には意を決して、父親に「打つけん」と、最後になった電話をしました。

ワクチン接種から4日後の3月23日は彼女の退職の日でもあり、職場の仲間たちは花束や色紙を用意して彼女の出勤を待っていましたが、彼女は現れませんでした。彼女のアパートに駆けつけると、彼女は変わり果てた姿でした。リビングで食事をしている最中に体調が急変したのでしょう。彼女はテーブルで嘔吐して、座った状態のまま後ろに仰向けになるように、目も見開いて倒れていました。玄関先にはその日の夜勤に持っていくための弁当まで用意されていました。涙が止まりません。なぜこんなことが起こったのでしょう。

審議会は、この調子だと死者が何千人、何万人（実際コロナでは少なくとも２５００人以上のコロナワクチン接種死があります）になろうとも、同じ結論が繰り返されることでしょう。

審議会や厚労省はどんなケースでも因果関係を認めるつもりはないと断言できます。これは審議会委員と厚労省による、医学ないし医学的事実評価に対する冒涜《ぼうとく》、いや裏切りではないでしょうか？　国会や裁判に訴えるしか解決策はないのでしょうか？

これらの事実を十分に踏まえた上で、今後はほとんどの場合において、新規のコロナワクチン接種や追加接種は必要ありません。

よく考慮してください。もし何か問題が生じた場合でも、過去の経験から見て、国は口先だけで対応し、因果関係を認めず、補償を行ってくれないことがほとんどです。

２０２３年６月24日、岸田首相が都庁で６回目のワクチン接種を受けました。そして６月26日、尾身茂会長は「第９波が始まっている可能性があるが、今後どのように推移するかは今のところ分かりません。免疫は時間の経過とともに下がっていくため、特に高齢者は個人の判断になるが6回目のワクチン接種を検討してほしいと思う」と依然、ワクチン接種に固執しています。

打てば打つほど免疫抑制になります。ハンクアーロンさんのように「最後の一撃」にならないためにも、接種をしてはなりません。

もはや騙されることはありません。新型コロナウイルスの変異株は、すでに健常なマウス実験では殺傷能力を持たなくなっていますし、人間においても通常の免疫があれば重篤な症状を引き起こすことはまずありません。もはや風邪ウイルスと同等の存在になったと言えるかもしれません。

ただし、コロナワクチンを多数回接種すると、免疫低下やＡＤＥ（抗体依存性感染増強）などのリスクが増え、結果として重篤な影響を及ぼす可能性があります。本末転倒にならないように注意しましょう。

そして、もうコロナ騒動の第○波というのは、幻の９波として休止しましょう。

ＰＣＲ検査によって、無症状のＰＣＲ陽性患者の検出が行われるだけです。

これには何の意味もありません。

ＣＤＣ（アメリカ疾病予防管理センター）は、すでにＰＣＲ検査の限界に気づき、次の検査方法を模索しています。ＰＣＲ検査を続ければ、意味のない陽性結果が多数出ることになるでしょうが、感染や発症、重症化などの意味はもはやありません。本当に騙されないでください。

●ワクチン後遺症の実態

「幸福な家庭は全てどこも同じように見えるが、不幸な家庭はどこもその趣が異なっている」（トルストイ「アンナ・カレーニナ」の冒頭）

ワクチン後遺症を扱った本やユーチューブ（YouTube）を覗くと、非常に悲惨な情景や状況が映し出されてきます。

例えば、「まわりの人のためにも」というコマーシャルや「厚労省が推奨していたので」という言葉があります。

また、基礎疾患を持つ私が医師に相談し、「ワクチンを打った方がいいですか？」と尋ねると、「ぜひとも打ってください」と答えられました。

これらの言葉に疑問を持たずにワクチンを接種してしまった結果、前述したとおり悲劇が訪れました。

ワクチン後遺症は確かに存在していますし、その形態も様々です。

なぜ、このようにワクチン後遺症の症状は様々で多岐にわたっているのでしょうか。ACE2(アンギオテンシン変換酵素)やスパイク蛋白について何度か聞いたかもしれませんが、もう一度説明させていただきます。

まず、アンギオテンシン2についてです。

アンギオテンシン2は生理学や薬理学で最も重要な役割を持つ「レニン・アンギオテンシン系」というカスケード反応の中で重要な役割を果たしています。

アンギオテンシン2は体内で最も血圧上昇作用を持つ物質であり、高血圧の原因ともなりえます。「アンギオ」は血管を意味し、「テンシン」は緊張を表す言葉から派生しています。生理学ではアンギオテンシン2の作用を、薬理学ではどの部位でアンギオテンシン2をブロックすることで高血圧を防げるかを学びます。

ACE阻害剤は、アンギオテンシン1からアンギオテンシン2への転換を阻止し、ARB(アンギオテンシンレセプターブロッカー)は、アンギオテンシン2がレセプター(ATR:アンギオテンシン2レセプター)に結合するのを阻止(ブロック)します。

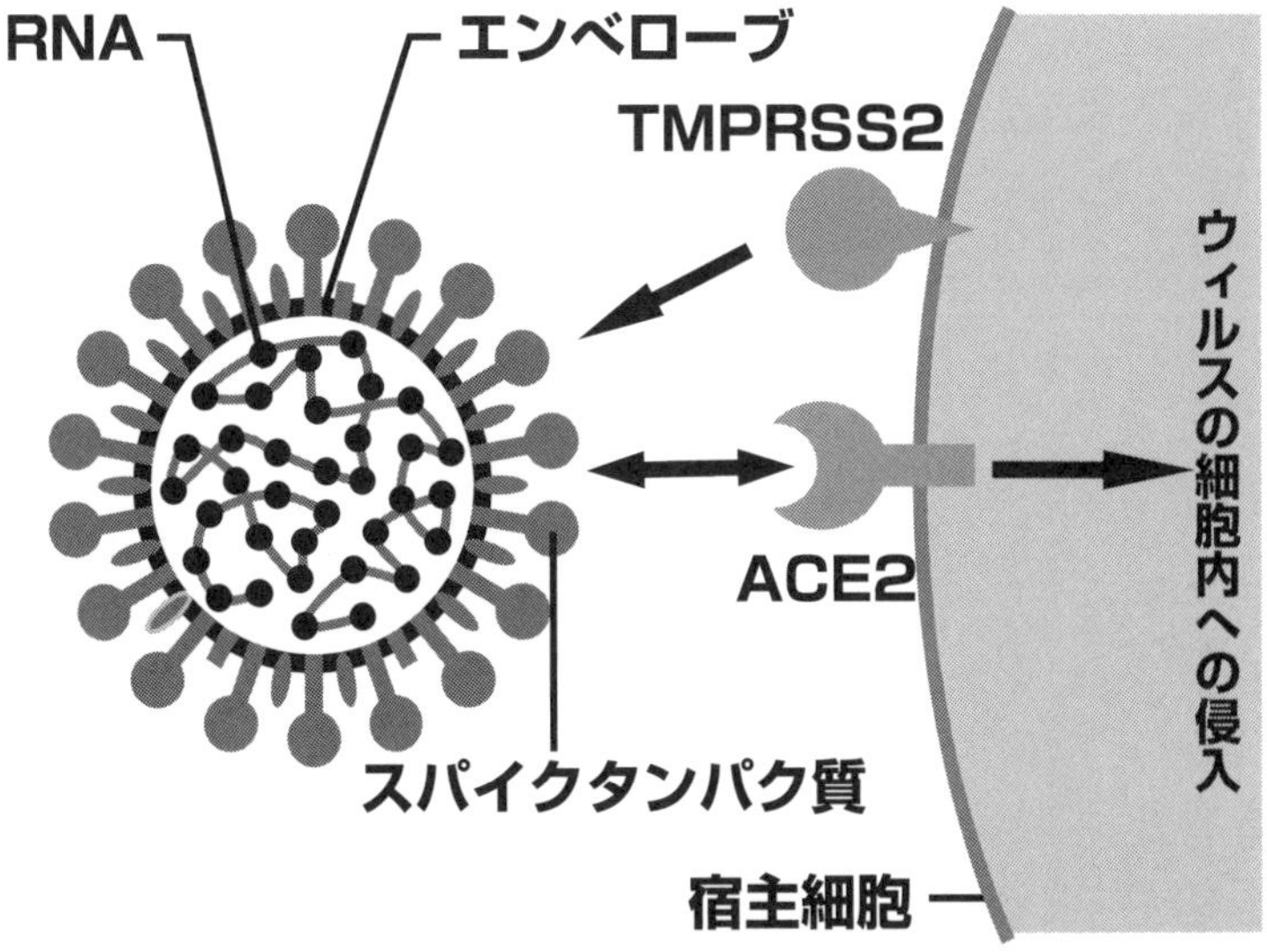

新型コロナウィルスのスパイクタンパク質が宿主細胞の受容体（ACE2）に結合すると、タンパク
分解酵素である膜貫通プロテアーゼ（TMPRSS2）による切断を経て、宿主細胞に侵入する。

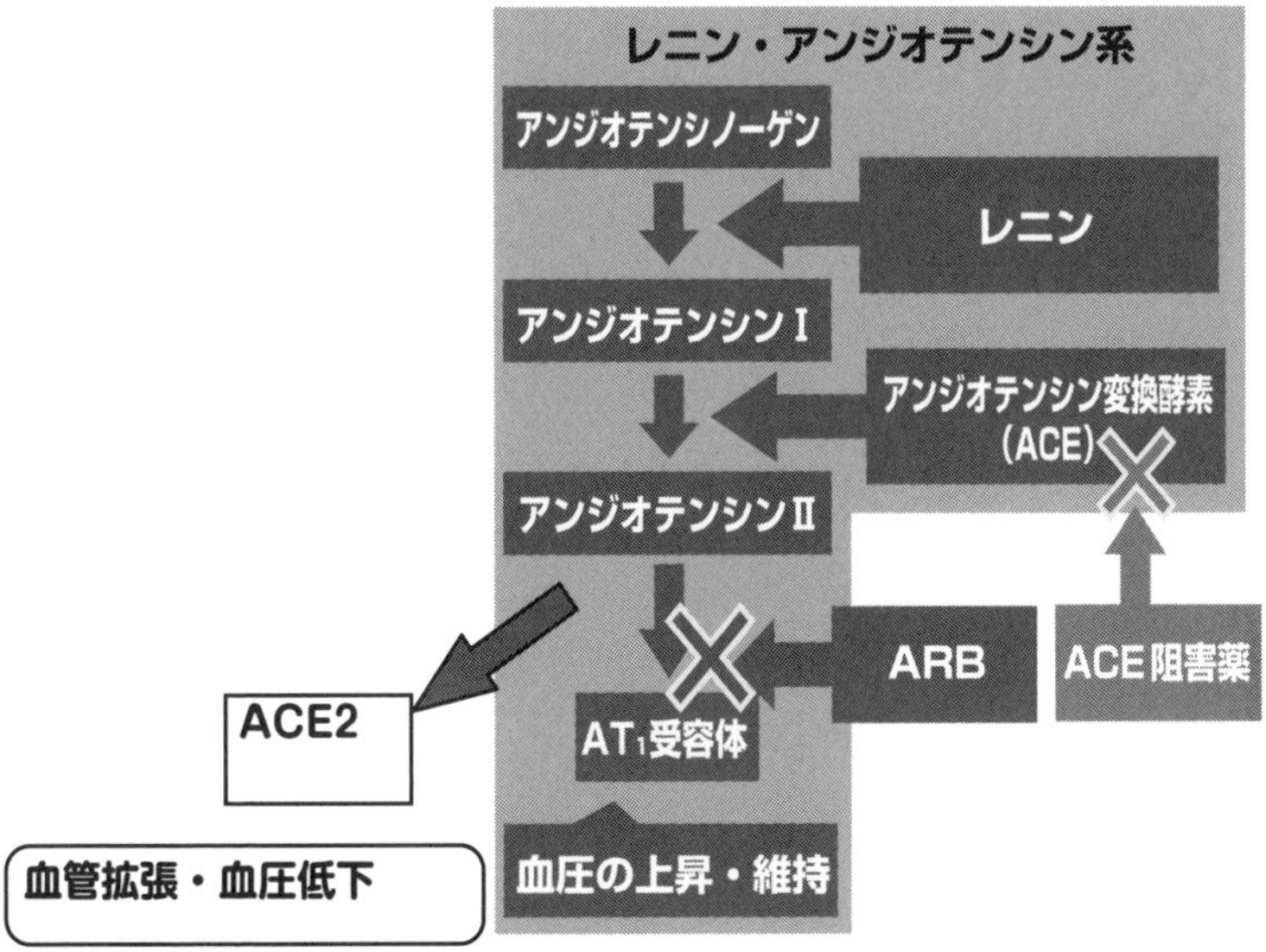

それでは、ＡＣＥ２とは何でしょうか？

ＡＣＥ２はＡＴＲとは別のアンギオテンシン２のレセプターであり、アンギオテンシン２を分解（変換）する酵素（アンギオテンシン変換酵素：アンギオテンシンコンバーチングエンザイム２）でもあります。

ＡＣＥ２は細胞膜に存在しています。

アンギオテンシンは通常、血管収縮や血圧上昇に作用しますが、ＡＣＥ２を介すると血管拡張や血圧低下の効果が現れます。

つまり、通常はＡＴＲが優勢に働いているため血圧上昇に寄与するのです。


コロナ禍において、ＡＣＥ２はコロナウイルスが細胞に侵入する際の玄関の鍵穴のような存在と思われ、特にコロナウイルスのスパイク蛋白が鍵のような働きをすることに注目されています。

さらに、ＡＴＲとＡＣＥ２は様々な臓器や組織に広く存在しています。そのためコロナ感染症の症状やコロナワクチン後遺症の症状も多岐にわたると考えられます。

正常細胞がスパイク蛋白を生産し細胞膜に表現されほとんどが膜上に存在することで免疫細胞に異物として認識され攻撃されます。簡単な論理です。

また、スパイク蛋白が遊離される場合は少ないようですが、遊離のスパイク蛋白は正常細胞の糖鎖を破棄したりします。

想定されるワクチン後遺症や障害

Ⅰ　スパイク蛋白の障害性

スパイク蛋白がACE2に接着、結合により

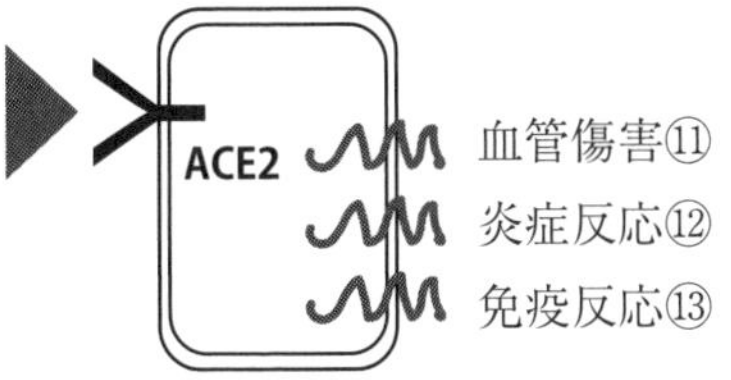

例　⑪凝固異常、血栓
⑫発熱、倦怠感
⑬サイトカインストーム

例

臓器での狭窄、血栓、炎症（⑪、⑫）
心臓、肺：
胸痛、狭心症、
心筋梗塞、
肺塞栓、呼吸困難

脳：頭痛、脳梗塞、脳出血
神経に栄養を送る血管：
手足のしびれ、
痛み、筋力低下
脳内、脳幹：
ブレインフォグ、
呼吸困難

Ⅱ　自己免疫疾患（細胞性免疫亢進）

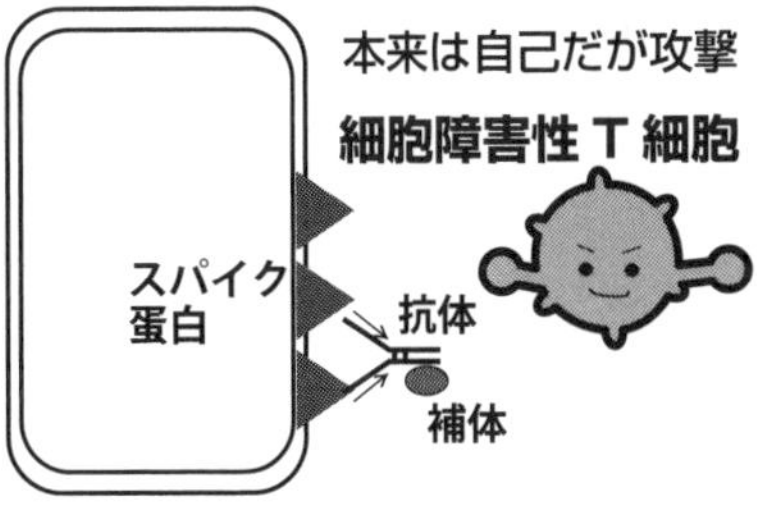

例

全身性エリテマトーデス
急性散在性脳脊髄炎
ギラン・バレー症候群
血小板減少性紫斑病
自己免疫性再生不良性貧血
自己免疫性大腸炎
自己免疫性脳症
自己免疫性甲状腺機能低下症
自己免疫性心筋炎・心膜炎
慢性自己免疫性糸球体腎炎　等

Ⅲ　免疫抑制（細胞性免疫低下）

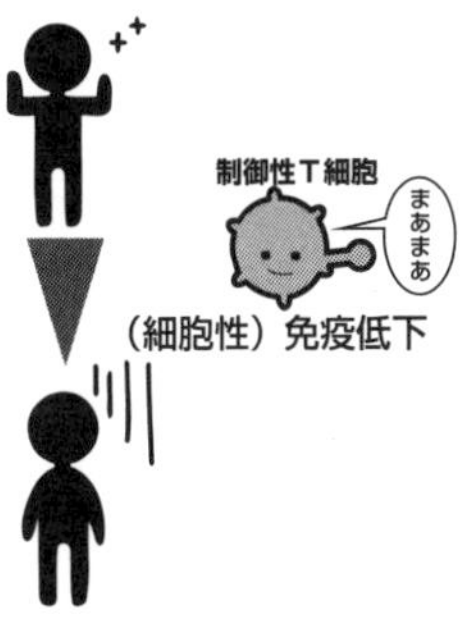

例

帯状疱疹

がんの発症、再発、急性憎悪

糖鎖は、細胞表面やタンパク質・脂質などの生体分子に結合した糖の連鎖で細胞間相互作用、細胞認識、細胞接着、細胞信号伝達など、さまざまな生物学的プロセスにおいて重要な役割を果たし破壊されたら、細胞でなくなります。

症状が多岐にわたるといっても、分類できるなら、133ページの図ように分類して整理してみます。

いろいろな見方もあると思いますが、以下に整理・解説します。

【1】スパイク蛋白が有害である

スパイク蛋白の単体がACE2に結合することで、以下のような生理的応答が考えられます。

（1）炎症反応の活性化により、炎症や全身的な炎症反応が増加する可能性がある。
（2）血管機能への影響により、血管収縮や血流の異常が引き起こされる可能性がある。
（3）免疫応答の調節が変化し、炎症性サイトカインの産生や免疫系の活性化が引き起こされる可能性がある。

５章で触れたジョナス・ソーク氏が創設したソーク研究所による論文（Circulation Research. 2021;128:1323-1326）により、スパイク蛋白自体が有害であることが明らかにされました。

実験では、スパイク蛋白を発現する疑似ウイルスをハムスターの気管内に投与した結果、ウイルス感染時と同様にＡＣＥ２受容体のレベルが低下し、肺と動脈に損傷が生じ、肺動脈の内皮細胞に炎症が見られました。これにより、スパイク蛋白単体でも肺や動脈の炎症が引き起こされる可能性が示唆されました。血管内皮細胞が損傷を受けると血管が狭まり、血栓形成が起こりやすくなることが知られています。血栓が発生し、血管が詰まると、１３３ページの図のような副作用が生じます。

【２】自己免疫疾患

正常な細胞がｍＲＮＡワクチンを接種されることで、細胞膜上にスパイク蛋白が表出し、それに対して液性免疫や細胞性免疫が応答するため、自己免疫疾患と見なすこともできるでしょう。コロナワクチン接種が始まってから、ある病院では全身性エリテマトーデスや慢性関節リウマチなどの膠原病が多発しているそうです。脂質ナノ粒子も悪者のようです。

【3】免疫抑制

【2】の自己免疫疾患を起こす恐れがある一方で、mRNAワクチンを接種するとリンパ球が減少したり、細胞性免疫を抑える「制御性T細胞」が活発化されたりして、IL-10（サイトカインの1種）を分泌しIgG4産生を誘導し、一時的に免疫が抑制されることが指摘されています。

「単純ヘルペス性口内炎と帯状疱疹（どちらもヘルペスウイルスによる感染症）は、免疫力が低下した状況（免疫抑制）下やストレスの影響を受けた際に起こる日和見感染としてよく知られています。

これらの感染症は通常、ウイルスが神経節に潜伏しています（沈黙感染）。この潜伏ウイルスを抑えているのはマクロファージと細胞障害性T細胞です。

また、細胞障害性T細胞の活性を抑制し制御するのが制御性T細胞であり、通常は穏やかな状態を保っています。

免疫抑制状態になると、制御性T細胞の抑制が減少し、感染症が活性化することがあります。帯状疱疹のワクチン接種後に増加するという報告も世界的に行われています。

「がん」においても、ほぼ同様の免疫監視が行われています。ＮＫ（ナチュラルキラー）細胞や細胞障害性T細胞が、がんの監視と攻撃を担当しています。免疫が抑制されると、がんはステージに応じて発症したり再発したり増悪する可能性があります。このような癌を**ターボ癌**と言って、流行っているようです。

それに、前述したように主な医学会における「コロナワクチン接種後に」で始まる症例報告が２０２３年6月４日時点で、４１０件に及ぶ症例報告もあります。

また、ファイザー社が訴訟に敗れ、米国ＦＤＡ（食品医薬品局）に提出された機密文書の一部が２０２２年3月に裁判所の命令により公開されました。

その文書には、ワクチン接種後に起こりうる１２９１種類の有害事象のリストが含まれていました。副作用出現の可能性のある有害事象と考えてもいいわけです。

一部の専門家は、これらの情報を日本の添付文書にも記載すべきだと主張していますが、どうなのでしょうか?

次世代のワクチンはおそらくｍＲＮＡワクチンになるでしょうが、現時点では時期尚早です。「まだ10年早い」です。

なぜなら、ワクチンによる有害事象や死亡例が多すぎます。

「PEG技術」を開発した研究者たちが早く人体実験を行いたかったからだと思いますし、そのような陰謀論もあるようです。いずれ数年のうちに判明するでしょうね。その時には、同時に「史上最大の医療詐欺事件」または「人類最大の薬害」となることは間違いありません。

日本の政治がワクチン接種を放棄しない限り、地獄は続きますね。

第6章

「治療」「予防（免疫強化）」「ワクチン解毒」について

●治療

大村智博士は、2015年に「線虫感染症の新しい治療法の発見」を理由としてノーベル生理学・医学賞を受賞しました。**イベルメクチン**は彼の発明であり、1980年代から獣医学界で使用されていました。私は勉強したことを思い出すような気がしますが、具体的な記憶はありません。

最初に、イベルメクチンがコロナ感染症に効果があるという動画が配信されましたが、すぐに削除されました。

これは厚生労働省にとって、ワクチン以外の治療薬が存在することは好ましくないという意味でしょう。イベルメクチンは安価で安全性が確立されているため、価格が高く安全性が不確かなワクチンとは大きく異なります。おそらく、ワクチン製造会社を支持する方が好ましいのでしょう。利益が関わっているからです。国民のことはどうでもいいのかもしれません。

さらに厚生労働省は、高額な「ゾコーバ」という薬を200万人分の在庫を確保しています。ワクチンも約9億本を契約したとのことです。これは癒着の結果であり、合理性や知識に基づいているとは言えません。それにしても、なんたる無駄遣い。

《怖い話前編》

島の中に二つの国が存在する島をご存知ですか？　一つはイスパニョーラ島です。西側がハイチ、東側がドミニカ共和国です。これらの国々は平均年齢が20代の若い人口を抱え、人口もどちらも約１１００万人と似ていますが、貧富の差が大きく、ドミニカ共和国は豊かであり、ハイチは貧困な国で治安も悪い状況にあります。この二つの国は、外見は似ていますが、実際には大きな違いがあり、そのために様々な比較に使われることもあります。

以下にコロナワクチン接種、感染状況について列挙します。順に2回接種率、ブースター接種率、感染者数、死亡者数ともに１００万人当たりの換算値です。

ドミニカ共和国（53％　19％　５万２００人　３９９人）

ハイチ（１％　０％　２５２８人　69人）

これらの数字は、隣国同士とは思えないほどの差異がありますね。

何のためのワクチンなのでしょうね。ハイチではイベルメクチンが処方されています。イベルメクチンは衛生状態が悪い環境下ほど効果があるとの批判もありますが、それでも効果があるならばそれでいいではありませんか。

ハイチの大統領はワクチン反対でしたので２０２１年7月7日に暗殺されてしまいまし

た。その直後にバイデン政権から50万回分のワクチンが提供されました。

なぜ、感染の少ない国にワクチンが提供されたのでしょうか？　未接種の国が残っていると困る理由があるようです。

限りなくブラックですね。しかも、またその続きがあって、ハイチ政府はそれを全て返品したのです。ハイチ政府も国民も、何かを知っているのかもしれません。

《怖い話後編》

実は、ハイチのモイーズ大統領の暗殺は、コロナ禍に入って以降で大統領や首相の暗殺としては6人目となります。

以前に、以下の5名の方が亡くなっています。

（1）ブルンジ共和国のンクルンジザ大統領（2020年6月8日死亡）
（2）エスティワニ（旧スラジランド）のドラミに首相（2020年12月13日死亡）
（3）タンザニアのマグフリ大統領（2021年3月17日死亡）
（4）コートジボワールのバカヨコ首相（2021年3月10日死亡）
（5）コートジボワールのクリバリ首相（2021年6月6日死亡）

そして、これら6人のうちワクチン反対の立場だった方が全員なのです。アフリカやハイチではパンデミックが起きなかったのは、彼らの尊い犠牲があったためかもしれません。

このような偶然が起きるのでしょうか？

統計は確率を扱う学問ですが、実世界ではこのような偶然はとても考えにくいものです。ただし、数学の世界では確率が０であってもイベントは発生します。

例えば、「一日のうちで午後３時である確率は？」という問いにおいては、確率は０ですが、実際には起こり得ます。彼らのご冥福を祈ります。

イベルメクチンは有名になり、多くの研究者が研究しています。一部では効果が全くないと言われる一方で、特効薬だと主張する本も存在します。

私は、イベルメクチンは効果があると考えていますが、飲むような時があれば、自己責任ですので詳しく調べてみてください。

２０２２年11月28日、東北大学医療チームは、コロナ治療に待望のニュースをプレリリースしました。そのタイトルは、「新型コロナウイルス感染症の急性期症状に対する漢方薬・漢方薬投与による発熱緩和と重症化抑制の確認」というものでした。

要約すると、『新型コロナウイルス感染症（COVID-19）の軽症～中等症Ⅰ患者を対象に、漢方薬の急性期症状緩和と重症化抑制効果に関する２つの研究が行われました。

全国23施設で行われた観察研究では、漢方薬投与群では漢方薬非投与群に比べて呼吸不全への悪化リスクが有意に低かったことが示されました。

また、全国7施設で行われた「**ランダム化比較試験**」では、漢方薬の投与によって発熱症状が早期に緩和され、中等症Ⅰ患者では漢方薬投与によって呼吸不全への悪化が抑制される傾向が示されました。これらの結果から、COVID-19の急性期治療において漢方薬は安全に使用でき、発熱緩和および重症化抑制に貢献できる可能性が示唆されています』。

特に「ランダム化比較試験」は、医学や科学研究において新しい治療法や介入方法の効果を評価するために使用される理想的な実験デザインです。この研究でもそのデザインが採用され、素晴らしい結果が出ました。このような理想的な実験結果は称賛に値するものです。いわばブラボーです。

漢方薬とは、《葛根湯《かっこんとう》&小柴胡湯加桔梗石膏《しょうさいことうかききょうせっこう》（小柴胡湯＋桔梗＋石膏）》という風邪やのどの痛みに広く使われる漢方薬で、安価で安全性も高いです。

しかし、東北大医療チームがプレリリースしたにも関わらず、5大新聞社や他の新聞社はなぜかこの情報を発表していません。

そして、初めての報道がなされたのは4日後の12月2日であり、その時には河北新報だけが報道しました。5大新聞社等はなぜ報道しないのでしょうか？　新薬などはすぐに発表するのに呆れます。彼らは誰の味方なのでしょうか？　時にはペンは剣よりも強力な武器と言われますが、果たして骨のある人は存在しないのでしょうか？　職を失うことを覚悟することになるかもしれませんが……すみません……分かっています。

なぜコロナワクチンが、コロナ感染症の唯一の手段だということで『イベルメクチン』の報道をしなかったのか？

また、最近の『漢方薬』の朗報（安価で有効性も高く、安全性も取れている）を伝えないのか、新しい高価な薬剤についてはすぐに報道されるのか、私たち市民は新聞を社会の木鐸（世人に警告を発し教え導く人）だと信じていたのですが、このような言葉は死語になってしまったのでしょうか。

正しいことがなかなか報道されないのですね。小中学生や若者たちもこれを知って、日本が信頼できない国に思えるかもしれません。私も、報道の自由度がこんなに低い国だと知って、情けない気持ちになります。

世界報道自由度ランキングは台湾や韓国よりも低位です。世界報道自由度ランキングとは、国際ジャーナリストＮＧＯの国境なき記者団（ＲＳＦ）が２０２２年より毎年発表しているもので、今年は１８０か国が対象となりました。

「政治文脈」「法規制」「経済文脈」「社会・文化文脈」「ジャーナリストの安全」を各100点満点として採点し、合計得点で国の評価を行います。今年のランキング（発表日：2023年5月3日）において、日本は68位にランクされました（2022年は71位でした）。主な順位は以下の通りです。

【上位】
1位 ノルウェー
2位 アイルランド
3位 デンマーク
4位 スウェーデン
5位 フィンランド

G7諸国では、カナダが15位、ドイツが21位、フランスが24位、英国が26位、イタリアが41位、米国が45位、日本が68位などの順位となっています。

一方、アジア諸国では、台湾が35位、韓国が47位、マレーシアが73位、タイが106位、インドネシアが108位、シンガポールが129位、フィリピンが132位、カンボジアが147位、ミャンマーが173位、ベトナムが178位、中国が179位、北朝鮮が

１８０位です。ロシアは１６４位にランクされています。韓国や台湾が日本よりも上位にランクされていることが確認できますＧ７諸国でも日本は群を抜いて最下位ですね。

「なぜ、日本はこんなにも下位なのでしょう」

ＲＳＦのコメントによれば、２０１２年以降、民族主義的右派が台頭し、多くのジャーナリストが不信感や敵意を感じているとされています。

また、記者クラブ制度に関しても、記者の自己検閲を誘発し、フリーランサーや外国人記者に対する露骨な差別があると主張されています。特定秘密保護法による過度な規制を政府が緩和しないことも、報道の自由を制約する要因となっています。

さらに、日本政府と大企業が、主要メディアの経営に圧力をかけているとされ、それにより腐敗、セクハラ、新型コロナウイルスや放射能、公害など、デリケートなテーマについて、激しい自己検閲が行われていると指摘されています。

特に、２０２０年には日本政府が新型コロナウイルス感染症対策を口実にして、記者会見に招待する記者の数を大幅に減らし、公共放送のＮＨＫを重大な国家的危機の場合に政府の「指示」に従うべき組織のリストに加えたことも問題視されています。

また、日本では新聞と放送局の相互所有に対する規制がないため、極端なメディア集中が問題となっています。これらの要因が重なって、日本の報道の自由度が低下し、ランキングが低い順位となった可能性が考えられます。報道の自由は民主主義の基本的な要素であり、改善に向けた取り組みが重要です。

新聞社やＮＨＫの動きについても納得できました。

これらの機関が報道の自由を制約しようとしている様子は、民主主義にとって深刻な懸念事項です。報道の自由を守ることは、健全な民主主義を維持するために不可欠です。

しかし、力を失うことはありません。報道の自由と正確な情報を求める市民として、私たち一人一人が意識を高め、行動を起こすことが重要です。

まず第一に、信頼性の高い情報源を選び、バイアスのかかった報道だけでなく、客観的な情報を確認することが大切です。

さらに、健全な報道を奨励する市民運動や団体に参加することで、声を集めて問題を提起し、政策改善に向けた活動を進めましょう。

教育と啓発も重要な要素です。

報道の自由の重要性や健全なメディアの役割について、若い世代にも伝えることで、次世代がより批判的な**メディアリテラシー**を持つことが期待できます。

最後に、市民として政府やメディアに対して意見を発信することも大切です。憲法が保障する表現の自由を活用して、正しい情報と報道の自由を求める声を届けましょう。

力を合わせて、健全で正確な報道を目指す社会を築くことができるでしょう。落胆することなく、希望を持ちながら、報道の自由を支えるために積極的な行動を起こしていきましょう。


私が勤めていた会社は医療用具（潰瘍性大腸炎やクローン病などに有効で、保険適用されています）や健康飲料などを販売していましたが、治療薬は取り扱っていませんでした。そのため、多くの人が『薬はリスクがあり、危険だ』という信念を持っていました。


そんな中、安保徹先生や近藤誠先生は神様のような存在でした。

まだまだお二人のお話を聞きたかったのですが、残念ながら、安保先生は突然の不審死、近藤先生は突然の死を遂げられてしまい、これからはもう夢は叶わないでしょう。ご冥福をお祈りいたします。

ドクターにも近藤先生の信奉者がいて安心しました。養老孟司氏は「近藤さんの主張が医学界で通らないのはおかしい」、和田秀樹氏は「学問的真実を絶対に譲らず、妥協をしなかった人」、上野千鶴子氏は「ガンになったとき、診てほしい人がいなくなった」と述べています。

これからは和田秀樹先生の「医者への批判」に心酔しながら読み進めます。

これから申し上げることは、おそらく医学の常識に反することばかりです。反対意見を持つことはもちろん自由ですが、十分な反論を行いたい場合は、より深く調査されることをお勧めします。

近藤先生の患者の中には、複数の薬の使用をやめたいと尋ねる方がいて、先生は即座に「全てやめてください」とおっしゃり、それに従った患者さんが健康に回復したそうです。また、和田秀樹先生は「老人は薬をやめれば元気になる」と述べ、安保先生は「薬を飲むことが病気の原因だ」と考えていました。興味深い話ばかりですね。皆さんもぜひお読みください。ただし、実行は自己責任ですよ。

一般の人々は「薬は非常に有効な、良いもの」と考えていることが普通です。

最近、友人から「タミフルはインフルエンザの夢の特効薬ですよね？」と尋ねられましたが、内心では「どこがそうなのかな？」と思いながら、「副作用が強いですよ」と答えてしまいました。

その友人は統計を知っていたので、「タミフルは回復期間を半日か1日短縮するだけの効果がある」というカプランマイヤー曲線（治療や回復の過程を表すグラフで、期間と回復《生存》率などの関係を示す）の結果を説明しました。

また、「タミフルをありがたがって飲むのは日本だけで、他の国では高価すぎるし、効果ももう少しなので、ほとんど使用されていません」とも伝えました。友人は驚いていました。

また別の友人がコロナに感染し、『レムデシベルをもらいました。5万円ぐらいする薬だそうです』と言ってありがたく飲んだそうです。

私はつい本音で『大丈夫だった？　副作用が多いんですよ』と言ってしまいました。実際にはあまり効果が期待できない薬ですが、プラシーボ効果のためによく効いたようです。

一般の人々は薬をありがたいものと考える傾向がありますが、**より効果の高い薬ほど強い副作用が伴う場合があります**ので、注意が必要です。

●予防&コロナワクチンの解毒

宮沢孝幸先生はワクチンに対して「解毒」という言葉の使用は適切ではないと指摘していますが、一部のファイザー退職者や日本の多くの人々がこのワクチンに対して「**解毒**」や「**デトックス**」という表現を使用しています。

見慣れすぎたせいか、かえってこの言葉が適切に感じられるようになりましたので、「解毒」を使用します。

今後、ワクチンの解毒に関する情報が増えたり、関連書籍がベストセラーとなったりする可能性が十分にありますので、ここでは軽く触れるにとどめ、一般的な情報だと留めてください。


その前に「**脳、腸、免疫系、神経系**」**は連帯して働いている**ことに注意してください。

30数年前に安保先生から聞いた話には驚きました。

免疫系と自律神経系の関連性についての話でした。


例えば、**交感神経が優位**になると**顆粒球数が増加**し、盲腸の緊急手術が入るのは青天の日に限って起こるということです。

また、**副交感神経が優位**になると、**リンパ球が増加**するとのことです。

ゆっくり休息をとったり、ぐっすり睡眠をとったりすることによりリンパ球が増え、特異免疫が向上し、ウイルスとの戦いに効果的になるとされています。


脊椎動物の中で、「**無顎類（ヤツメウナギなど）**」と「**有顎類（チョウザメなど）**」は、もっとも原始的な存在です。この2つのグループは、どちらも頭に骨を持っていますが、顎に骨が存在するかどうかで区別されます。

しかし、この2つのグループは脳、免疫系、腸、および神経系の発達において大きな違いがあります。

脳の面では、有顎類は中脳（人間では視床や視床下部に相当し、感覚処理や運動制御などに関与）や、後脳（人間では脳梁や小脳で運動の調節や姿勢制御、平衡感覚の維持などに関与）がより発達しています。

免疫系では、無顎類には原始的なリンパ球が存在しますが、有顎類ではB細胞やT細胞が出現します。

腸の面では、無顎類はこれまで泥の中だけでの食生活でしたが、有顎類は獲物を狙えるようになり（脳の発達のため）、また顎が発達したことで食料の質と量に大きな変化が起きました。

神経系においては、脊髄が発達し始め、中枢神経系が形成されつつあります。

脳と腸の相互作用や相関関係を指す言葉として、**脳腸相関**という概念が存在します。

この概念は、「腸内細菌叢（腸内に存在する細菌の集合体」と「脳」との間の相互作用に関連してよく言及されます。

発生学的には、脳は腸から発生するため、ある意味では当然な関係です。

この相関は、腸内細菌の多様性やバランスが重要であり、健康や疾患の維持に影響を与える可能性があることを示唆しています。

さらに、免疫系と神経系も脳腸相関において共同して機能します。特に免疫系の中枢の一つであるパイエル板（リンパ球の集合体であり、腸管免疫の制御を担っています）は腸管に存在しています。

このような**免疫系の組織が腸内に存在することが、脳と腸の相互作用において重要な役割を果たして**います。

発生学的には、腸が最初に形成され、その周囲に神経細胞が出現し、さらに脊髄が形成されてから脳が発達すると考えられています。

免疫系は、より古い時期に多細胞生物が出現した際に、細胞同士を区別し識別するために形成されたと考えられています（約6億年前の出来事です）。腸の形成はその後、約5億年前に起こりました。

以上のことから、**食事や腸内細菌叢が健康の維持、疾病の治療、予防において重要な役割を果たす**ことが示唆されますが、同様に「運動」も欠かせない要素です。

「**運動**」は、**心血管の健康促進に重要な役割を持ち、免疫機能を強化し、病気や感染症への抵抗力を高める効果**があります。運動によって血液中の免疫細胞や抗体の循環が活性化され、炎症の緩和や免疫応答の改善が期待できます。

●免疫力を上げる食品

具体的な免疫力を上げる食品について考えてみましょう。

免疫力を高めるためには、バランスの取れた栄養摂取が重要です。

以下に、免疫力をサポートするための一部の食品の例を挙げますが、食事全体の多様性と健康的なライフスタイルが重要です。

（1）キノコ

キノコには免疫調節に関与する成分が含まれています。

特にシイタケやマイタケなどのキノコは、免疫機能をサポートする効果があるとされています。

（2）ビタミンCを含む食品

ビタミンCは免疫機能をサポートし、抗酸化作用も持っています。オレンジ、グレープフルーツ、レモン、イチゴ、ブロッコリーなど、ビタミンCを多く含む食品を摂取しましょう。

（3）カプサイシンを含む食品

カプサイシンは唐辛子などに含まれる成分で、免疫機能を刺激する効果があります。

（4）ガーリック（ニンニク）

ガーリックには抗菌作用や抗酸化作用があり、免疫力をサポートするとされています。

（5）ヨーグルトや発酵食品

プロバイオティクス（善玉菌）を含むヨーグルトや他の発酵食品は、腸内細菌のバランスを整え、免疫機能を改善する助けになります。

（6）ナッツや種子

アーモンド、くるみ、チアシードなどのナッツや種子には、抗酸化物質や健康的な脂肪が含まれており、免疫機能をサポートします。

（7）色鮮やかな野菜

カロチノイドやフラボノイドなどの抗酸化物質を含む色鮮やかな野菜（スイートポテト、ニンジン、ほうれん草など）を積極的に摂取しましょう。

免疫力を高めるためには、これらの食品をバランスよく摂取するだけでなく、十分な睡眠、適度な運動、ストレス管理などの健康的な生活習慣も重要です。

免疫力向上のために特定のサプリメントや食品を摂取する場合は、医療専門家の指示やアドバイスを仰ぐことをお勧めします。

また**ビタミンD**は、**「免疫ビタミン」**とも呼ばれ、近年注目されています。

昔は日光で合成されるので、欠乏する人は少なかったのですが、最近は不足している人が増えてきています。

コロナでもビタミンDが不足すると、重症化する傾向がありました。

サケやサバ、イワシ、ちりめんじゃこ、キノコ類、レバー、チーズやバターなどに、含まれます。免疫作用を以下に示します。

（1）免疫細胞の調節

ビタミンDは、T細胞やB細胞などの免疫細胞の機能を調節し、適切な免疫応答を支援します。

（2）炎症の調節

ビタミンDは炎症反応を調節し、適切な炎症レベルを維持します。

（3）抗菌作用

ビタミンDは細菌やウイルスに対して直接的な抗菌作用を示すことがあります。

（4）免疫関連遺伝子の調節

ビタミンDは、免疫関連遺伝子の発現を調節し、正常な免疫機能をサポートします。

これらの機能により、**ビタミンDは免疫機能を適切に調節し、病原体や異物に対する免疫応答を強化する役割**を果たしています。

そのためビタミンDは、**免疫ビタミン**と呼ばれています。

ほかに、亜鉛、セレン、マグネシウム、５－ＡＬＡ、フコイダン、にがりなどがコロナ対策にいいようです。

コロナ後遺症として血栓症が出てきますが、納豆（キナーゼ）に血栓溶解作用があり、また、発酵食品なので解毒作用も規定できます。一つの選択肢になりそうです。

スパイク蛋白そのものや、コロナワクチンに含まれるポリエチレングリコール（ＰＥＧ）や酸化グラフェンなどの不純物によって、血管内皮障害やミトコンドリアの機能低下が起こりえます。

グルタチオンは、細胞内での抗酸化防御や解毒作用に重要な役割を果たし、肝臓や他の多くの臓器に存在します。

また、肉、魚、豆類、ナッツなどの食品にも含まれています。

グルタチオン点滴は、近年有名になっている方法の一つです。

グルタチオン点滴は直接グルタチオンを血液中に投与することで、グルタチオンのレベルを増やす効果が期待されています。

さらに、適度な運動も、グルタチオンのレベルを上昇させることが示されています。

定期的な運動や身体活動を取り入れることで、グルタチオンの合成や代謝が促進されます。適切な運動によって体内の代謝が活発化し、酸化ストレスや炎症のリスクが低下することで、グルタチオンの働きが最大限に発揮されるでしょう。

また、ファスティング（絶食）することで、オートファジー（自食作用）が起こり、タンパク質の再利用を行います。断食をすることで炎症を抑えることができます。

ただし、副腎疲労があると低血糖症状が悪化してしまう可能性があるので、その場合は間欠的断食がおすすめです。

もうすでに、コロナワクチン後遺症に実績を持つものもあります。

『新型コロナ　ワクチン後遺症の早期改善が叶う薬物を用いない治療方法』（創藝社）の書影

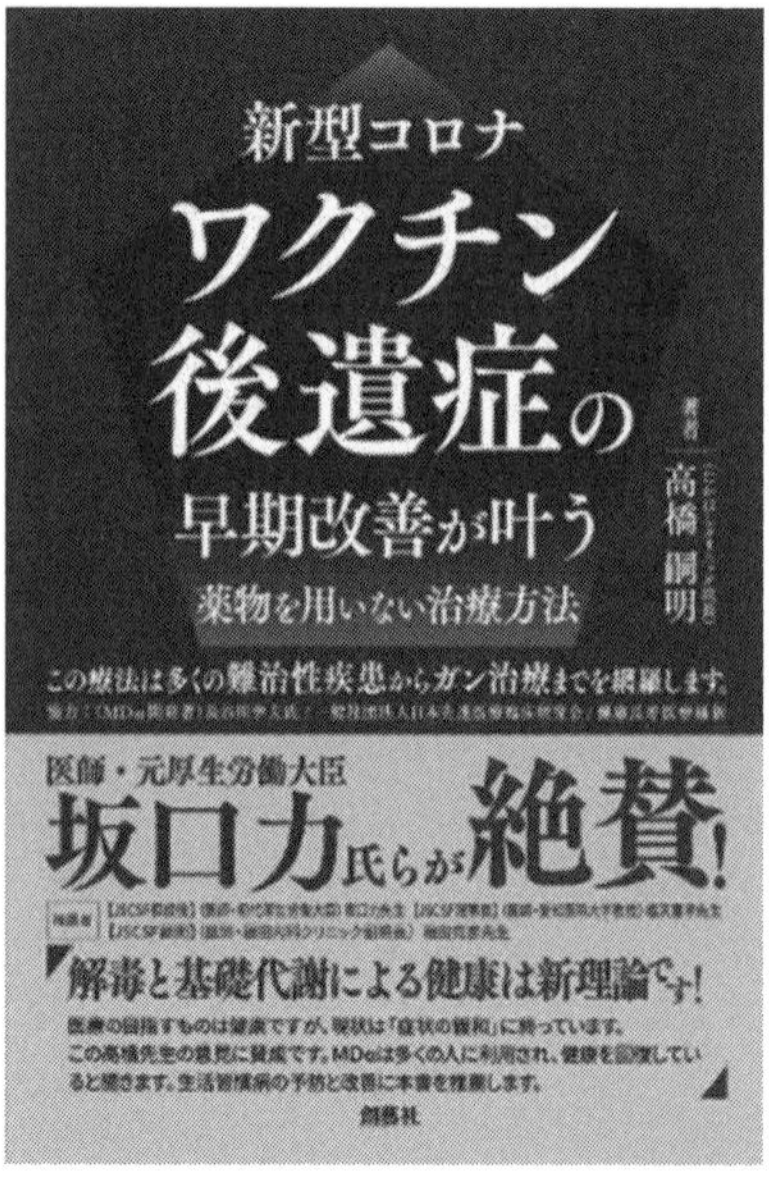

MATRIX（MDα）の画像

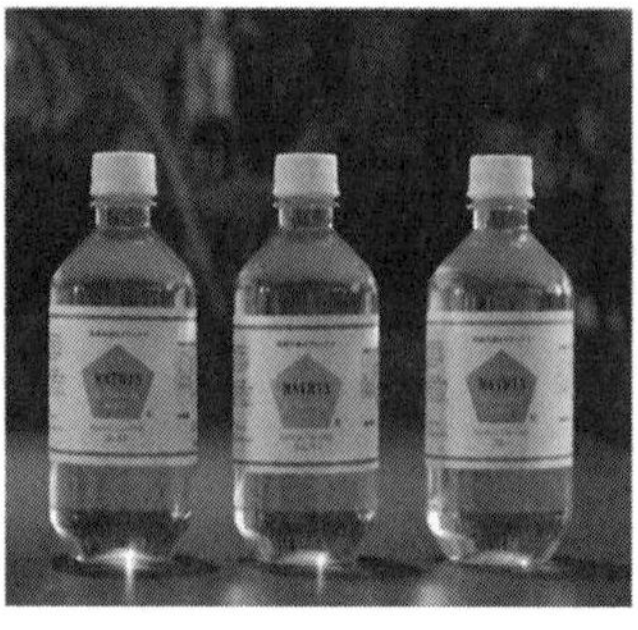

ＭＡＴＲＩＸ（ＭＤα）というもので、すでに書籍『新型コロナ ワクチン後遺症の早期改善が叶う薬物を用いない治療方法／この療法は多くの難治性疾患からガン治療までを網羅します』（創藝社）で紹介しています。帯に「医師・元厚生労働大臣　坂口力氏らが絶賛」とあります。

●ミトコンドリアの強化：サプリ＆運動

私は、もう20年以上、市民ランナーとしてやや定期的に走っています。たくさんのランニングクラブの皆さんにお世話になり、素晴らしい走友（ランニング仲間）もたくさんできました。

２０１９年の暮れには、代々木公園で喉の痛い風邪が流行っていた情報も入手しましたが（おそらく新型コロナウイルスだったと思われます）、私は仕事柄、運動と健康についてよく考えることがあります。

私は運動を大いに肯定したいと思いますが、ウルトラマラソン（50キロメートル以上、通常は１００キロメートルを指すことが多い）や、フルマラソン後は免疫力がかなり低下するため、感染症の発症などには注意が必要です。

また、運動生理に詳しい方々の中には、「運動をすると活性酸素がたくさん出るのですよね」と言う人もいます。確かにその通りです。

しかし、同時に「それ以上のＳＯＤ（スーパーオキシドディスムターゼ）という活性酸素スキャベンジャー（除去剤）も出るため、それほど心配する必要はありません」ともお伝えしています。

年配者が急に激しい運動をすると活性酸素が増加し、重篤な場合は多臓器不全を引き起こし、突然死することもあります。そのため、準備運動やウォームアップは必須です。

少年や若い人たちにはこの問題は関係ありません。なぜなら、彼らはＳＯＤやＣｏＱ10を十分に持っているからです。しかし、年齢を重ねるとこれらの酵素は徐々に減少していきます。

そのため、準備運動の有無は、命に関わることになります。

過去にテニスや短距離走などを行っていた人が急に激しい運動して突然死したケースも多々あります。したがって、「昔取った杵柄」と言って自慢話するのではなく、**ゆっくりと準備運動を行うこと**が、命に関わる重要なことです。このことを肝に銘じるべきですね。

走友には、ワクチン接種後にホテルに９日間隔離された人もいました。

また、ワクチンをまったく接種しなかった人は少なく、3回接種した人が7～8割程度、5～6回接種した人が1割ほどいるという印象です。ほとんどの人は元気でしたが、私を含め親や兄弟が亡くなってしまった人は何人かいました

解毒の要は、ミトコンドリアの活性化によって果たされる、と言われています。ミトコンドリアは、細胞内でエネルギーを生み出すための役割を果たしています。私たちの身体で行われる様々な活動や代謝プロセスに必要なエネルギー（ATPなど）がミトコンドリアによって生産されるのです。**ミトコンドリアの機能が改善されると、細胞内での代謝物の代謝や排出が改善される可能性があり、その結果として解毒作用の向上が期待されます。**

ミトコンドリアの強化には、CoQ10やアルファリポ酸、レスベラトロール（葡萄の皮や赤ワインに含まれる）などの強抗酸化剤や、L-カルニチンを含むサプリメントの摂取が一つの方法です。

また、定期的な運動もミトコンドリアの活性化に効果的です。**適度な運動はミトコンドリアの増加や機能改善を促し、エネルギー生産能力を高める**ことができます。

ミトコンドリアを強化するための運動の面では、有酸素運動（アエロビック）と無酸素

運動（アネロビック）がそれぞれ異なる利点を持ち、トレーニングプログラムのバランスが重要です。

マラソンランニング練習を例に挙げると、LSD（Long-Slow-Distance）や、ゆっくりしたペース走は有酸素運動に該当し、インターバルやレペティションは無酸素運動に該当します。有酸素運動はミトコンドリアの数を増やすことによって持久力を向上させるのに対し、無酸素運動はミトコンドリアの機能を向上させることで筋力やパワーを向上させる効果があります。

このように、有酸素運動と無酸素運動はミトコンドリアを強化し、解毒作用も強化する可能性があります。また、ミトコンドリアからグルタチオンが生産されることも関連しています。

ミトコンドリアが増えることで、毛細血管が太くなり、心肺機能も向上すると考えられます。ワクチン後遺症の多くは血管系に関連しているため、これらの症状を予防する効果があると考えられます。

これらのことからワクチンを5、6回打った人でも、ピンピンしている人たちは、ミトコンドリアが強く、毛細血管も太く、グルタチオン濃度も高いのかもしれません。

また、よく活動しているので、バカ呼ばわりするわけではありませんが「バカは風邪を引かない」のように、訓練免疫（病原体や異物に反応して学習し、より効果的に対応する能力を獲得する過程）を通して、自然免疫が高まっているのでしょう。

定期的に運動をすることは、健康増進はもちろん、「解毒力」をも高めることでもあるのですね。

第7章

パンデミックを引き起こした世界の闇

●パンデミックから見えてきた闇

今回の新型コロナウイルスのパンデミックで、なんかおかしいなと思ったのは、**世界中で同じ政策が一気に行われたこと**です。

しかも、ロックダウンなど、私権の強力な制限やワクチンの義務化等、民主主義国家とは思えないほどの強権的な政策が、各国足並みを揃えて行われました。それを主導したのは、国際機関や西側政府が中心でした。

ところが、どこの国もその政策に従ったわけではなく、一部の国やアフリカ諸国などは同調しませんでした。その結果、その国々は悲惨な結果になったのでしょうか。むしろ、逆でした。実はそれらの国ではパンデミックはさざ波程度でした。しかも、そのことは主要メディアでは全く報道されていないんです。

一体なぜ、そのようなことが起きたのでしょうか？

実は、現代の世の中の仕組みが大きく変化しているのです。全世界的におかしなことが起きた裏には、大きな闇があるのです。

●軍産複合体からディープステートへ

第43代アメリカ合衆国大統領のアイゼンハワーは、1961年1月17日、アメリカ史上最も重要な退任演説と言われる演説を行いました。

アメリカ合衆国が自立した政府ではなく、**「軍産複合体」と呼ばれる巨大な利権組織に支配されつつあることに警鐘を鳴らした演説を行った**のです。

軍産複合体とは、要は戦争を金儲けのためのビジネスとして捉え、政府や軍隊と一体となって、世界中の至る所で戦争を起こし、軍需産業だけでなく、多分野に渡って巨大な利益を得ようとする裏の組織です。

「我々は、政府の委員会等において、それが意図されたものであろうとなかろうと、軍産複合体による不当な影響力の獲得を排除しなければなりません。誤って与えられた権力の出現がもたらすかも知れない悲劇の可能性は存在し、また存在し続けるでしょう。この軍産複合体の影響力が、我々の自由や民主主義的プロセスを決して危険にさらすことのないようにせねばなりません」と。（「アイゼンハワーの離任演説／豊島耕一訳」より一部抜粋）

アイゼンハワーの後に大統領に就任した、ジョン・F・ケネディも1961年4月27日にアメリカ新聞協会で似たような演説を行っていますが、単に軍部と軍需産業が結託しているだけでなく、より踏み込んだ内容で闇の組織に言及し、同じように警鐘を鳴らしています。

「世界で我々と敵対しているのは、一枚岩の冷酷な陰謀組織だ。彼らはおもに秘密工作によって勢力を拡大している。彼らの手口は侵略でなく侵入、選挙でなく政権転覆、自由選択でなく脅迫、昼の軍隊でなく夜のゲリラ部隊なのだ。

それは膨大な人的・物質的資源を投入し、固い結束と高い効率性を備えた一つのシステムだ。そこでは軍事、外交、諜報、経済、科学、政治などの作戦が一体となっている。その工作は隠され、公表されない。彼らの失敗は闇に葬られ、新聞の見出しを飾ることはない。反対者は沈黙を強いられ、報われることはない。

(不透明な)国庫支出が疑問視されることはなく、その噂は記事にもならず、秘密は暴かれないのだ」(和訳:HOTNEWS(https://hotnews8.net/society/communism/kenedy-speach-press)

凄いことを言っていますよね。アメリカ大統領の公式の演説ですからね。

ジョン・F・ケネディは、その後ベトナムへの軍事介入を決定します。

戦争に反対していたはずなのに、軍事作戦に踏み切ったのが腑に落ちなかったのですが、最近、その疑問が氷解しました。彼の甥のロバート・F・ケネディJr（次期大統領候補）が、2023年の夏に、ポッドキャストの番組で、驚くべき事実を暴露したのです。

ジョン・F・ケネディは、ベトナムへの軍事介入を拒否しましたが、軍事顧問団という名の軍隊の派遣が軍部とCIAによって画策され、無理矢理、戦争に引きずり込まれたというのです。

しかし、彼はそれにも抵抗し、大統領としてベトナムからの撤退を決めた数週間後にダラスで暗殺されたのです。もちろん、身内が語ったからと言って、正しいとは限りませんが、最近、アメリカではケネディ暗殺はCIAによるものだとする見方が、有力になりつつあります。

その後、トンキン湾事件が勃発し、ジョンソン大統領が軍事介入を行い、ベトナム戦争は泥沼化して行くことになりますが、トンキン湾事件は戦争の口実を作るための自作自演行為だったことが、後に明らかになりました。

アメリカの背後にいる軍産複合体にとっては、ベトナム戦争は、南ベトナム＋米軍の勝利よりも、戦争が長引いたことで、沢山の武器が売れたので、大成功だったのかもしれません。

そして、軍産複合体はさらに勢いを増していくことになります。

アメリカのウソはもはや常套手段で、各国に軍事介入を繰り返してきました。湾岸戦争のナイラ証言は捏造だったことが後に発覚し、イラク戦争においても、大量破壊兵器を所有していると言いがかりをつけ、イラクに侵攻し、フセインを殺害し、アメリカの傀儡政権を樹立しましたが、後に大量破壊兵器はなかったことが明らかになりました。

アメリカ国務相の元外交官のウィリアム・ブルム氏は、アメリカが第二次世界大戦以後、50か国以上の外国政府の転覆、50人以上の国家指導者の暗殺を試み、30か国以上で爆撃を行ったとしています。

ケネディ以降も断続的に戦争が続いたわけですが、トランプ元大統領はアメリカの政治を背後から操り牛耳るそのような利権集団を「**ディープステート＝闇の政府**」と名づけ、ディープステートから政治を取り戻すことを第一に掲げました。

ディープステートはマネーの力で、もはや、軍事だけでなくありとあらゆる産業を牛耳り、国際機関や各国政府に多大な影響を及ぼす勢力となったのです。その中心にいるのが、シティーやウォール街を中心とする**国際金融資本**です。

次期大統領候補のロバート・F・ケネディJrも「私の最優先事項は国家と大企業との腐敗した闇の結合を終わらせること」とし、ディープステートという言葉こそ使っていない

もの の、そのような勢力の存在を明言しています。
「ディープステート」とウィキペディアで調べると以下のような解説が出てきます。
（2024年1月22日現在）

ディープステート（英：deep state、略称：DS）、または闇の政府とは、アメリカ合衆国の連邦政府・金融機関・産業界の関係者が秘密のネットワークを組織しており、選挙で選ばれた正当な米国政府と一緒に、あるいはその内部で権力を行使する隠れた政府として機能しているとする説である。「影の政府」（shadow government）や「国家の内部における国家」と重複する概念でもある。

昨年7月の段階では陰謀論と決めつけられていましたが、現在は肯定論と否定論が併記されています。2018年のアメリカの世論調査では、回答者の4分の3がそのような勢力は存在すると答えています。アメリカや各々の国ではマスメディアが報道しなくても、もはや公然の事実だと言えます。状況は明らかに変わっているのです。

●国際金融資本による医療、製薬、メディア支配

実は、アイゼンハワーやジョン・F・ケネディの時代と昨今では、大きな違いがあります。軍産複合体がメディア、IT、エネルギー、食糧、医療、製薬等、全産業を取り込んだ巨大な利権集団へと進化しているのです。その仕組みを支えているのが、株主資本主義です。驚くべきことに、世界の有力企業のほとんどが、特定の投資会社に所有されているといっても過言ではありません。

現代の企業の本当の顧客は消費者ではなく株主です。消費者は企業が利益を得るための対象でしかありません。もちろん、あからさまに顧客を騙すようなことは出来ませんが、いかに株主に利益を還元するか、少なくとも、グローバル大企業は、そちらの方を向いています。

世界的大企業の株主を調べると、面白い事実に打ち当たります。上位株主がほぼ同じなのです。中でも、ヴァンガード、ブラックロック、ステートストリートは3大投資会社と呼ばれ、アメリカだけでなく、世界的大企業の筆頭の大株主で、アメリカの主要企業の約2割の株を所有しています。

ファイザーやモデルナ等の製薬会社、アップル、アルファベット（グーグル、ユーチューブ）、マイクロソフト、メタ（フェイスブック、インスタグラム）等のIT企業、マスメディ

ア、その他ありとあらゆる業種の企業の筆頭株主なのです。
運用資産は約2500兆円で、日本の国家予算300兆円（一般会計と特別会計を含む）、アメリカの国家予算約500兆円をはるかに上回り、日本のGDP2300兆円をも上回り、アメリカのGDP3300兆円にも迫ろうとしています。

しかも、それ以外にもある数多くの投資会社は有名企業の株を持つだけでなく、お互いに株式を持ちあっているので、巨大なマネーのピラミッドを作っているのです。


それらの投資会社の頂点に立つのが、**ヴァンガード**です。

ヴァンガードは極めて特殊な企業で、世界の上位の投資会社や大企業の株を多数所有しているのにも関わらず、逆に、ヴァンガードの株主は非公開で誰が所有しているのかは闇に包まれているのです。

ロスチャイルド家やロックフェラー家などの世界的な超大富豪が株主になっていると言われていますが、お金の流れを見れば、**ヴァンガードの株主が実質的に資本主義の頂点に君臨していると言える**のです。


「ディープステート＝闇の政府」とは、国際金融資本を中心とした、政官財にまたがる巨大な利権集団です。これらは陰謀論でもなんでもなく、世界中に公開されている資本主義の現実です。

平たく言えば、国際的な大企業においては、マスメディアも製薬会社もＩＴ企業も、それ以外のほとんどの企業も株主は皆同じなので、いつの間にか同じグループ会社みたいなものになってしまったのです。

「なぜ、マスメディアはワクチンの不都合な情報を流さないのか」「なぜ、ググってもワクチンに関するネガティブな情報が出てこないのか」「なぜユーチューブ（YouTube）でワクチンに関するネガティブな情報が削除されるのか」。資本主義の原理と現在の状況を客観的に捉えれば、極めて当たり前のことだと言えます。

西側の主要メディアのほとんどは、今や国際的な資本家グループの影響下にありますので、ふだんマスメディアから見聞きする情報は彼らの意向に沿ったものです。

なおかつ、視聴者が彼らの都合がいいように考え、行動するようにも工夫されています。つまり、マスメディアは洗脳装置で、「ニュース」として見ているものは、実は「広告」だということなのです。

例えば、次章で取り上げている厚労省のワクチンデータ改ざん事件など、政策決定の根拠となる最も大事な基礎データの改ざんですから、一昔前だったら、各社トップニュース扱いになるぐらいの「大事件」です。

ところが、伝えたのは、テレビでは一部の地方局のみ。新聞も毎日や日経等にちょっと載っただけ。ネットニュースでも、ほんのわずかの情報が出ただけでした。

アメリカだけでなく、日本のマスメディアも製薬会社がスポンサーであり、株式の割合も外国資本の占める割合が次第に高くなっていますから、製薬会社に都合の悪い情報を流すはずがないのです。

ユーチューブ（YouTube）やフェイスブック（Facebook）、エックス（旧ツイッター）といったSNSでも、ワクチンに関するネガティブな情報は規制され、投稿の削除だけにとどまらず、チャンネルやアカウント毎消される事態が多発しています。

エックス（旧ツイッター）については、イーロン・マスクが買収して以来、自由な言論が戻っていますが、それまでの検閲の実態が一気に暴露されました。それによると、削除要請の約40％が日本からのものだったそうです。

検索エンジンの偏向ぶりも負けてはいません。例えば、「厚労省」「改ざん」でググってみてください。ネガティブな情報はほとんど出て来ません。ワクチンに関するネガティブな情報もほとんど出て来ません。グーグルとファイザーももちろん主要株主は同じですからね。同じキーワードで、独立系の検索エンジン「ダックダックゴー（DuckduckGO）」で検索してみてください。違いにびっくりすると思います。

●国際金融資本は、通貨発行権という最高の権力を有している

これも、現代資本主義の常識ですが、国際金融資本が世界を支配しているというもうひとつの明確な根拠は、通貨発行権です。

現在、アメリカの中央銀行に当たる組織は、ＦＲＢ（連邦準備制度理事会）という政府機関が担っています。政府機関とは言っても、実質的には民間の銀行が出資する連邦準備銀行という銀行グループです。ドル紙幣を発行する度にこれらの銀行の利益となるのです。

なぜこんなことになっているのでしょうか。実は、通貨発行権を巡る争いは２００年以上前に遡り、国際金融資本と政治家の間で綱引きがくりひろげられました。最終的には、ウィルソン大統領の時代に国際金融資本が画策してロスチャイルド家やロックフェラー家などが出資する銀行グループが通貨発行権を奪い取り、現在のような形になりました。

世界の基軸通貨であるドルの通貨発行権を所有するということは世界経済を支配することと同義なのです。リンカーンやジョン・Ｆ・ケネディーは政府通貨を発行しようとしていたため、暗殺されたとも言われています。

また、現在の世界の基軸通貨はドルですが、**アメリカが世界一の経済大国であると同時に、石油の決済にドルを使用することをサウジアラビアと取り決めたことが決定的になったの**

です。

これに逆らおうとする勢力も、ことごとく潰されました。

例えば、フセインはユーロで石油販売をし、カダフィーはアフリカの統一通貨であるディナールで決済しようとしました。両者は、ならず者の独裁者のように言われていますが、ドル以外で決済することを発表した翌年に戦争が勃発し、両者共に殺されています。これは果たして偶然なのでしょうか？

●政府や国際機関も国際金融資本家の言いなり

資産家や企業がそのような存在であったとしても、政府や国連やＷＨＯのような国際機関は、地球市民の味方ではないのでしょうか？　残念ながらそれも違います。

自分たちの利益を拡大するために、政治家に働きかけるロビー活動は公然と行われており、アメリカでは約３万人のロビイストがいると言われています。

単に働きかけるだけではなく、当然利益供与も行われています。

2023年の6月、ブラックロックの広報担当者に、独立系メディアのジェームズ・オキーフ氏が覆面取材を敢行し、その情報が世界を駆け巡りました。

暴露された内容は簡単に言えば、ブラックロックは「戦争は大歓迎で儲かるから投資している、国会議員の買収なんてお金を積めば極めて簡単」と言うような内容でした。

主要先進国の政治家の多くには魔の手は伸びています。

同時にそのようなアメと同時にムチも併用されています。「言うことを聞かなければ、支持しないし、最悪殺害するぞ」という脅しです。

実際、死因が怪しい政治家は山ほどいます。

業界関係者が政治家になり、政治家が業界に天下っていきます。

各国政府の委員会には業界団体の関係者がそろい踏みし、自分達が都合のいいように法律や条約自体がどんどん変えられていきます。

そのような仕組みを「**回転ドア**」と言うそうです。

例えば、『環境学と平和学』（新泉社）によると、2001年に発足したブッシュ政権（子ブッシュ）のほとんどの閣僚が軍需、エネルギー、IT、金融、製薬、化学、食品、メディアなどの企業出身者で占められています。

国防長官を務めたラムズフェルドはインフルエンザパンデミックに備えて、タミフルを緊急配備したことで知られますが、実は、国防長官に就任する前はタミフルの特許を持つギリアド・サイエンシス社の会長だったのです。

国防長官就任時にも同社の株を大量に所有し、株価の急騰によりボロ儲けしたのです。

では国際機関はどうなのでしょうか？

ＷＨＯの出資者は国家よりも民間の財団がメインで、民間の出資が８割です。最大の出資者がビルゲイツ氏で、代表を務めるビルアンドメリンダ・ゲイツ財団とＧＡＶＩアライアンスの金額を合計するとアメリカよりも巨額の資金提供をしています。

ビルゲイツ氏は言うまでもなくマイクロソフトの創業者で元ＣＥＯですが、それらの株主に先ほどの３社が登場するのは、あまりにも分かりやすい現実ですね。

つまり、**ＷＨＯと製薬会社も密接に繋がっている**んです。

国際機関の名を借りた実質的な民間組織なのです。実に巧妙な仕掛けです。

●公衆衛生のため、他人を守るため、という「善意」のプロパガンダ……

しかし、医者や病院は市民の味方ではないのでしょうか？

それについても国際的な資本家グループは、もちろん手を打っています。

一つは**製薬会社による利権の提供**。

もうひとつは、公衆衛生のため、他人を守るためという「**善意**」**のプロパガンダ**です。


医者や病院は今や製薬会社におんぶに抱っこです。

新薬がいかに効果的か、そのような研究には莫大な資金協力がなされ、講演会のお膳立てしてもらえ、多額の講演料が支払われます。あくまで講演料なので寄付ではありませんが、異常なほど高額な場合もあります。

それらは合法的ではありますが、医者として利益相反はないのでしょうか？

わかりやすく言えば、製薬会社の紐付きのセンセイが多いのです。

もしかすると不透明な資金の提供もあるかもしれません。口約束で現金によるやり取りをすれば証拠は残りませんから。


製薬会社と病院や医療関係者の癒着に加え、政府がさらに後押しします。

主要国の多くは、製薬会社や国際的な資本家グループの影響を強く受けています。そのため、ワクチンの供給が何よりも優先順位が高く、国民から吸い上げた税金を縦横無尽に使って、いかにワクチンを打たせるかの施策を展開します。

ここでもアメとムチの両方の施策が展開されます。アメはありとあらゆる補助金の供給。ムチはワクチンを打たない医療関係者を排除するような施策です。

それらの施策のベースにあるのが、公衆衛生のためとか、他人を守るためとかいう善意の殻をまとった施策です。

「新型コロナは脅威である。だから、公衆衛生のためには、私権の制限を伴うような施策も必要である」

「ワクチンは人々を救う唯一の選択肢である」

ここ3年で何回、そのようなプロパガンダを聞いたことでしょうか。

逆に「ワクチンに懐疑的なスタンスを取る病院や医者は、公衆衛生の敵である」というようなプロパガンダも繰り返し行われたわけです。

しかも、それが世界的に展開されたのです。

それらは、実はモラルの高い人への悪魔の囁きなのです。

●不都合な事実にはだんまりを決め込むのが常套手段

世界中が同じ方向を向いているのですからさすがに間違いではないはずだ、そう思う人は多いでしょう。いえいえ違います。**世界中、同じ方向を向いていることが異常**なのです。新しい事象なのですから、人によって、国によって意見が異なる方が、むしろ普通なのです。

実際のところ、世界の半分ぐらいは同じ方向を向きましたが、実は半分近くの国や人々は何かおかしいなと思い、その方向には従いませんでした。

それらの国や人々の間では、パンデミックはさざ波程度だったのです。

それは、ジョンズホプキンス大学やロイターが継続して発表してきたデータ（現在は更新終了）や、Our World in Data を見れば一目瞭然です。

それらのデータは世界中の誰でもが見られる基礎データであり、傾向も一目瞭然で、良識ある医師などが取り上げています。しかし、公的機関やマスメディアが取り上げることはほとんどありませんでした。ワクチンの効果があるという正の相関関係が見られず、むしろ負の相関関係が目立っていたからでしょう。

専門家が、それらのデータから、ワクチンに効果がないのではと主張しても、政府やマスメディアは、統計の取り方が各国で違うとか、ワクチン以外の事情が各国で違うとか、様々な理由をつけてだんまりを決め込んでいました。

それが本当なら、それらのデータに真摯に向き合い、検証して反証すればいいのに、なぜそれをしないのでしょうか?

それは、議論をされると事実に向きあわなくてはいけないから困るのです。

また、接種後2週間以内の人を、まだワクチンの効果が出てないからと未接種者に分類したり、接種不明者を未接種者に入れて、未接種者の陽性者や死亡者数が多くなるように比較データを改ざんしたり、ワクチンの効果が少しでもよく見えるような操作も公然と行われてきました。それに関する報道もごくわずかしかされていません。

しかも、指摘されていよいよ都合が悪くなると、比較データを取るのを止めたのです。

●陰謀論者というレッテル貼りに騙される人たち

人々は生データを見て、自分で考えることなど通常はしません。

丁寧に解説がついていたとしても、それが公的機関の分析でなければ、見ようとも聞こうともしません。中学生でも分かるような内容だったとしても、です。

では、多くの人は何を信じているのでしょうか?

研究によると、人々はマスメディアから繰り返し発信される情報こそ正しいと思っているのだそうです。

つまり、政府やマスメディアは、だんまりを決め込めば、とりあえずはやり過ごせるということが分かっているのです。

気がついて、文句を言う人は少数派なので、そう言う人には無視するか、陰謀論者というレッテルを貼るかです。

国会など、まともに答弁しなくてはいけない状況でも、「他の国もそうやっている」「専門家に検討を委ねている」などと責任転嫁をしつつ、のらりくらりとかわせばいいのです。

ここ3年、一体どれだけの人が陰謀論者のレッテルを貼られたことでしょうか?

大統領であろうが、大統領候補であろうが、ワクチンの世界的権威であろうが、ワクチンに意義を唱える人達には漏れなく「陰謀論者」のレッテルが貼られました。

しかし、さすがに全く報道しないわけにはいかないので、ワクチンに関するネガティブな情報も、姑息な手段を用いて申し訳程度には報道されています。

また、地方紙や地方放送局、あるいは週刊誌は、それらの国際的な資本家グループの影響を受けていませんから、比較的自由な報道がされています。

しつこいようですが、大手マスメディアにおいては、製薬会社がメインスポンサーですし、企業によっては、株主が製薬会社と共通だったりするわけですから、報道するはずがないのです。

ところが、モラルや教養が高い人ほど、大手マスメディアや大手新聞を信用しがちで、週刊誌や地方紙は下に見がちです。

世界の構造の変化が未だにわかっておらず、時代の変化に取り残されているのです。

●ファクトチェック団体は、「手前味噌」かつ「素人」の集まり

また、インターネットに蔓延する「**誤情報？・**」をチェックする、**ファクトチェック機関**なるものが、近年登場しました。

ファクトチェックとは、ニュースや情報が事実に基づいたものかを検証することです。

一見、もっともらしいのですが、ここにも「**罠**」があります。

例えば、日本ファクトチェックセンターは、ヤフー（Yahoo）やグーグル（Google）が出資する「手前味噌」の団体です。

しかも、監査委員会や運営委員会の代表を務めるのは、大学の教授であり、内容をチェックしているのが専門家ではなく、朝日新聞の元編集者やインターネットに精通した学生のインターンであると、公式ウエブサイトに堂々と書いてあります。

医療のような科学的な知識を必要とする分野においても、そのような素人集団がガイドライン片手に専門家に堂々とダメ出しをするなんて、恐ろしい世の中になったものです。

ファクトチェックが正しいかどうかは、元情報を確認したり、ファクトチェックの記事が論理的に正しいかを当たってみれば分かるのですが、普通の人はそこまではまずやりません。

しかも、ヤフーニュースなどに出てくるファクトチェック記事は、コメント欄が設けられていないことがほとんどです。おそらく、コメント欄が炎上しファクトチェックの信頼性が低下することを恐れているのでしょう。

付け加えれば、「信頼出来る報道機関」は、ファクトチェックの対象外なんだそうです。

つまり、ファクトチェック機関は、「広告主や資本家の意向に沿わない情報はどんどん潰して行きますよ」という検閲機関のひとつだと言った方がむしろ正確です。

●医療関係の雑誌も製薬会社に買収されている

医療や製薬関係の論文が掲載される医療ジャーナルも製薬会社がスポンサーになっていますので、ワクチンに不都合な論文はほとんど掲載されないそうです。

そこで、それらの雑誌に論文を掲載してもらうためには、ワクチンに関するネガティブな結果であったとしても、苦肉の策として、「最後の結論はワクチンに関する有効性は損なわれていない」など、という記述を入れるのだそうです。

一流の専門家が一流の雑誌に掲載された一流の研究の内容を読んで、このワクチンには問題があるという内容の記事を書いたとしても、大学生のバイトがいやいや「この論文の結論にはワクチンは有効だと書いてありますよ。だから、誤り!!」というような判定を、平気で下しているわけです。

ファクトチェック機関というのは、学術的な正誤を判定する目的は最初から担っているのではなく、一般人を騙すために存在しているのです。

だから、あえて専門家は入れていないのだと思います。

●日本がアメリカの属国である理由

今や世界の多くの企業が国際的な資本家グループに支配され、日本企業もそれらの資本家の支配力は強まっています。

それに加え、日本の場合、政府がアメリカのポチになっていることも大きな問題です。

つまり、国際金融資本がアメリカ政府に圧力をかけ、アメリカ政府が日本政府に圧力をかけ、結果として、日本企業や国民が国際金融資本の言うことを聞かざるを得なくなるという構図です。

2023年3月2日の参議院予算委員会の答弁で、自民党がCIAから過去に資金提供を受けていたことが公文書にも残されており、有事の際は、日本の自衛隊が米軍指揮下に入るという取り決めもなされていることが暴露されました。

さらに、**日米合同委員会**について、外務省は、日米合同委員会は日米地位協定の実施に関して協議を行う期間であり、米側の代表は在日米軍副司令官、日本側の代表は外務省北米局長が務め、月1~2回程度開かれていると答弁しています。

日米合同委員会の内容は日米双方の合意がないと公表出来ない取り決めなので、実際には何が話されているかはわかっていませんが、米軍の治外法権について話し合われているとされています。

安全保障だけでなく、あらゆる面で、日本はアメリカの意向を強く受けており、実質的にはアメリカの属国である、植民地であると指摘する識者も多いです。

日本は所詮は敗戦国なのです。

ウォー・ギルト・インフォメーション・プログラム（戦争についての罪悪感を日本人に植え付けるための官伝計画）によって、単に戦争責任だけでなく、日本の伝統的な価値観まで否定し、自虐史観を植え付ける思想教育が行われてきました。

終戦後、進駐軍によって検閲が実施され、多くの出版物が焚書されました。戦前が思想統制の時代で、戦後は連合国により自由と民主主義社会が実現したというのは、あまりにも短絡的な見方です。日本政府の都合がアメリカ政府の都合に書き替えられただけなのです。

そして、アメリカが自由や民主主義を装いつつ、利権果団に操られた国家であることは、これまで述べた通りです。

サンフランシスコ講和条約締結後は、形の上では独立国家となりました。アメリカは、日本に共産園の防波堤としての役割を期待し、軍事力を持つことを認め、経済的にも発展させる政策に転換したので、国家の自立もかなり進んだかに思われました。ところが、冷戦が終結して共産圏の防波堤の役割がなくなると、経済的な敵として再び圧力が強まったのです。

元外交官の孫崎享氏は政治家や官僚が特に90年代以降、アメリカの意向を強く受けるようになったと発言しています。医療、健康、食糧、製薬の分野でも、近年、国民の健康ではなく、海外資本の方を向いているのではないか、というおかしな施策が相次いでいます。

もちろん、それは敗戦から始まったのですが、最近になって一気に加速しているようです。

・アメリカ産小麦の輸入を促進するため、残留農薬の基準値を一気に引き上げる
・外国では、ほぼ禁止されているグリホサートなどの農薬を規制しない
・農作物の種の権利を外資に開放する
・日本の農地を外国企業が買えるようにする
・水道事業を開放する

挙げればキリがありません。

政府に専門的見地から施策の提言を行うような有識者の検討委員会にも、外国人や外国企業の重役や経験者が数多く入るようになり、国民のためというお題目で、海外資本が自由にビジネスを行えるように、様々な法律や制度が改正されているのです。

国際ジャーナリストの堤未果氏は、「株式会社アメリカの日本解体計画」の中で、ウォール街からの情報として「ウォール街の営業マンと化したアメリカの政治家が、各国に行ってそれぞれの役所法律を変えさせている」「それをまとめて一度に出来るのがＴＰＰのような経済ブロックを構築する国際条約だ。ひとまとめにして規制を取っ払うことが出来るのだから便利な方法」だと述べています。

●繰り返される製薬利権ビジネス

全米でベストセラーとなった『THE REAL ANTHONY FAUCI』（邦訳：人類を裏切った男）によると、パンデミックを必要以上に煽って、人々を不安に陥れ、ワクチンや新薬を売りつけるというやり方は、1970年代の豚インフルエンザの流行からスタートし、エイズ、鳥インフルエンザ、ジカ熱、デング熱など、感染症が流行する度に繰り返し行われてきました。

それらの伝染病を治す手段は、ワクチンや薬よりも、食料、栄養、衛生状態の改善の方がはるかに効果的であることが立証されているにも関わらず、WHOや各国政府は、ひたすらワクチンや薬ばかりを推進し、食料、栄養、衛生状態の改善には手をつけようとはしませんでした。

人々の不安を煽り、全体主義的な解決方法を強要するこのようなやり方は、「**ショック・ドクトリン**」と言って、**人々を支配するための常套手段**です。

特に発展途上国において「ショック・ドクトリン」は繰り返し行われてきました。

その最たるものが戦争ビジネスですが、戦争はどこでも起こせるわけではありません。そこで目をつけられたのが、パンデミックとビジネスです。感染症や生物兵器を使ったバイオテロの恐怖を煽り、ワクチソや新薬を売りつけるビジネスです。感染症や生物兵器であれば、全世界の人に対して、潜在的な脅威を植え付けることが可能だからです。

その仕組みは、次のようなものです。

税金を原資として、大学や研究所に新痰やワクチン開発の助成を行い、製薬会社が委託を受けて、ワクチンや新薬の製造や治験を行います。往々にして、治験や承認のプロセスは省略され、効果は過大に見積られ、被害はもみ消され、国の機関が承認の便宜を図る見返りとして、製薬会社から莫大な特許料を受け取るという仕組みです。

また、治験の際に実験台にされたのは、発展途上国や黒人や孤児院に入っているような、社会的弱者です。

ワクチンを打たないと全世界的な危機に陥り、人類にとって最悪な危機になると散々脅されましたが、ワクチンは効かない上に大きな被害をもたらし、その被害は隠蔽されてきたのです。そして、煽られた伝染病はそのうち自然に収束し、予想をはるかに下回る被害しか生みませんでした。

実は、発展途上国や黒人は新型コロナワクチンの接種率が欧米の先進国に対して低いのですが、彼らは散々煽されてきたので、もう勘弁というのが本音なのです。

それらの国の方が、新型コロナの感染者は圧倒的に少なかったのにも関わらず、欧米政府やマスメディアなどは、発展途上国のワクチン接種率が低いことが問題で、接種率を上げることが急務であると言い続けてきたのです。

第8章

パンデミックで動いた利権と欺瞞の数々

●パンデミックは計画されたものだったのか？

そもそも、今回の新型コロナウイルスは自然のものではなく、武漢から流出した**人工ウイルス**ではないかという説は当初からありました。

2023年の2月に、米エネルギー省が武漢ウィルス研究所から流出したものであるという見解を発表し、衝撃が走りました。

アメリカ政府がそれを認めたということに加え、自然界には存在し得ない遺伝子の配列が含まれ、**モデルナが事前に特許を取っていた遺伝子配列と同じ部分が含まれていた**そうです。

一方、そんなものは「**陰謀論**」だと決めつけていた連中は、どうしたことか、ひたすらだんまりを決め込んでいます。

彼らにはもともと根拠などなく、レッテル貼りとプロパガンダと揚げ足取りだけで生きてきたのですが、ついに黙るしかなくなったようです。

問題はそれが事故なのか、故意なのかということ。

実は、驚くべきことに、**オミクロン株も自然界ではあり得ない変異**で、人工ウイルスとしか考えられないという指摘も多いのです。

最初のウイルスだけなら、事故で流出したことも考えられますが、果たして２回も事故で流出するものなのでしょうか。

しかも、ファイザーがウイルスの変異を意図的に作り出す研究（機能獲得研究）を行っていたことも、独立系メディアのジェームズ・オキーフ氏の覆面取材、及び内部からの告発で明らかにされました。

これは、極めて危険なので、一時は法律で禁止されていたことなのです。

米国立衛生研究所（ＮＩＨ）から武漢ウイルス研究所へ資金提供があったという疑惑も、２０２０年１月に多くの報道機関で報道されました。それが事実だとすると、つまりは自国では禁止されている危険なことを、中国にやらせていたということになります。

実は、新型コロナウィルスのパンデミックが始まる直前の、２０１９年10月中旬に「イベント２０１」というコロナウィルスの世界的大流行を想定した大規模なシミュレーションが行われました。

参加者は前述の国際的な資本家グループや製薬会社です。あくまで、パンデミックが起きた場合の「対策」のシミュレーションということになっていますが、あまりにもタイミングが良すぎるのではないでしょうか?

また、内容が政府の権限の拡大、情報統制、私権の制限、ワクチンや薬の強制といった全体主義的な内容に偏っていることも、人々の安全や健康を守ることではなく、別の意図が働いていると考える方が自然でしょう。

他にも様々な傍証があり、状況証拠的には、今回のパンデミックが計画的に行われたものではないかという疑惑が日に日に高まっています。少なくとも上記のような事実がある以上、陰謀論などというレッテル貼りで逃げるのはもはや無理なのです。

むしろ、反ワクというレッテル貼りにいそしんだ政府やマスメディアや専門家は、その責任を取って、本当の原因を究明する立場にあるのではないでしょうか?

●パンデミックをめぐるマネーの流れ

では、パンデミックで一体どれくらいの金額が動いたのかを見てみましょう。

巨大な金額が動き、多くのマネーが、海外、特にアメリカの企業に流れました。

まず、ＮＨＫが２０２１年12月29日に放送した内容に基づくと、２０２０年のコロナ対策費は単年度で77兆円にものぼります。国民１人当たり約60万円。日本国の一般会計が約１００兆円、東日本大震災の復興予算が10年で32兆円ですから、とてつもない金額です。

４年間では、正確な金額は不明ですが、同様の施策は継続されていますから、恐らく２００兆円を超える金が支出されていると思われます。

これらの金額は一体どこへ行ったのでしょうか。内訳は中小企業への支援が26兆円、給付金などが15兆円、医療機関への支援、ワクチン購入費が5兆円、全国への自治体への交付金が４・５兆円となっています。

もちろん、必要なものもあるでしょう。特に国民や中小企業への給付は必要だったと思います。問題は、ワクチンの購入、医療機関への支援、全国の自治体への交付金です。これらはコロナやワクチンの利権に直接関係する部分だからです。

●新型コロナワクチンをめぐるマネーの流れ

朝日新聞の調査によると、国は２０２２年3月までに2兆３３５６億円、８・８億回分の新型コロナワクチンを購入しています。

1人8回は打てる計算です。その時点で2・7億回使用。まだ、残り6・1億回が未使用でした。


それから接種が進みましたが、その後、オミクロン対応の二価ワクチンを新たに買っています。ワクチンの有効期限は9～12ヶ月なので、かなりの本数が破棄されているはずです。なぜこんなに買うのでしょうか？

国は未知のウイルスに対して、他国とのワクチンの獲得競争の中で必要なことだったと国会でも答弁していますが、製薬会社との契約も不開示ですし、小学生でも買いすぎであると分かるぐらい、明らかにおかしいです。


製薬会社の売上については、ファイザーが2020年の420億ドルに対し、2021年は810億ドル、2022年は1000億ドルと新型コロナワクチンの売り上げが企業全体の売上も大きく押し上げています。

モデルナはもっと凄くて、2022年の売上が8億ドルなのに対し、2021年が180億ドル、2022年が190億ドルと23倍にも売上を伸ばしています。

潤ったのは製薬会社だけではありません。病院や医者はどうなのでしょうか。

厚労省が公表しているデータによると、ワクチン接種で医者に払われるお金は、１回あたり約２０００円ですが、週１００回以上を４週間以上継続すれば、＋２０００円／本、週１５０回以上を４週間以上継続すれば、＋３０００円／本と、打てば打つほど単価が上がる設定になっています。時間外や休日の接種にも割増しの補助が用意されており、条件によっては１回７０００円にもなるのです。

だいたい、１人の医者が１日に１５０回接種するのが基準だそうで、その場合、もし休日だと１００万円！の売上になるのです。もちろんワクチンは無料支給なので、利益率も滅茶苦茶高いです。

ワクチン接種の単価は打てば打つほど上がる仕組みですから、どこの病院もワクチンバブルに沸き、打ちまくったわけです。２０２１年5月29日に出された政府の「骨太の方針」にも、接種を担った医師の時給の平均が１万８８８４円。最大では17万９８００円になったと記載されています。

医療、製薬利権の中でもワクチンはビジネスとして一番メリットがある部分です。なぜなら健康な人が対象になるため、対象人数が圧倒的に多くなるからです。

●PCR検査を巡るマネーの流れ

ＰＣＲ検査も、ワクチンと同様、ビジネス的にはおいしい部分です。国民全員が対象になり、なおかつ、回数にも制限がないからです。

ＰＣＲ検査はサイクル数を上げると、検査としての意味がほとんどなくなるにも関わらず、**日本ではＷＨＯの基準も無視して、40サイクル以上に感度を上げて、**検査が行われました。多くの人がコロナ感染を恐れ、検査所に長蛇の列を作りました。

ＰＣＲ検査にも多額の補助金が使われています。

全国に１万３０００箇所の無料ＰＣＲ検査場が設置され、事業者にはＰＣＲ検査一件あたり、上限９５００円が支払われました。ＰＣＲ検査設備の整備にも30万〜１３０万円の補助が出ました。

１日１００人が来るとして、１日１００万円、月３０００万円の売上になるわけで、ＰＣＲバブルに沸いた病院も多かったのです。

２類から５類になり、この無料検査も終了することになりました。

普通、補助というのは、なんらかの政策的なインセンティブがあって、事業費の一部を補填するものです。

ところが、コロナ、ワクチン関連の助成は、手を上げて実施するだけで、なんのリスクもなく原価をはるかに上回る利益があげられる仕組みだったのです。

これは明らかに過剰です。

●コロナ患者病床の確保を巡るマネーの流れ

次に、コロナ患者を受け入れるための補助金です。

病床を確保するだけで、１病床１日当たりの補助は５万円〜40万円。

重症者病床の場合はなんと、１床当たり１５００万円〜１９５０万円。

ベッドじゃなくて、家が買えるぐらいの値段です。

しかも、病床を確保しても、コロナの場合、患者を断ることもできるのです。

本来、医師法では患者さんを断ることはできませんが、コロナは２類なので断ることが出来るのです！

つまり、**病床を確保しても、コロナ患者を受け入れなければ、ボロ儲けが可能**です。

日本の素晴らしい病院やお医者さんがそんなことするわけないと思われますか？

残念ながら、現実にはコロナの病床だけ確保して患者を受け入れない病院が多発していて、厚労省が受け入れるように通達を出しています。

2類を5類に変えるのに、散々抵抗があったのは、そのような理由もあると言われています。

前日の政府の「骨太の方針」には、コロナ病床確保に際して、平時の入院診療収益が病床1床あたり1日3万5974円なのに、重点医療機関のICUでは43万6000円と12倍もの病床確保料を交付していたことも明かされています。

病院に対する補助金も2億3000万円（100床あたり／2020年）、2億9000万円（100床あたり／2021年）という、とんでもない金額です。

また、コロナ対応で在宅往診すると、陽性者の往診に行った場合、1人あたり約10万円にもなったとのことです。

●接種会場、隔離会場、地方自治体へのマネーの流れ

接種会場にも大判振る舞いの補助金が用意されました。

接種１回あたり１０００円で、１日１０００人が接種すれば、１００万円の売上になります。これもかなり美味しい商売です。

陽性者の隔離にホテルが使われましたが、これらのホテルにも莫大な補助金が出ています。

ＰＣＲ検査やワクチン接種に関しては、地方自治体の活躍も欠かせません。

ワクチン接種推進の大きなモチベーションになったのが、国から地方自治体への交付金です。ここでも接種率がニンジンとしてぶら下げられ、接種率を上げればあげるほど補助金が増えるので、各地方自治体は補助金というニンジン欲しさにワクチン接種を推進したのです。

●補助金交付事業にまつわる利権の数々

補助金の交付に関しても、さまざまな疑惑が持ち上がりました。

朝日新聞やＮＨＫの報道によると、持続化給付金の交付業務７６９億円を「一般社団法人サービスデザイン推進協議会」に委託していますが、そこから20億円が中抜きされ、電通に再委託されているのです。

電通はさらに１０４億円中抜きして、関連会社などに再委託しています。そこからさらに下請けに出され、９次請けまであったとのことです。

また、この協議会自体が２０１６年に、電通や人材派遣大手のパソナ、ＩＴサービス業のトランスコスモスなどが関わって設立されたもので、その妥当性が問われているとのことです。

再委託のメリットは中抜き出来ることに加え、経費を隠蔽できるというメリットもあります。元請けの収支を丸めて報告することが出来るからです。

●政府機関に入り込む製薬業界の関係者

元ＦＤＡ（米国食品医薬品局）長官　スコット・ゴードリーブ博士は現在、ファイザーや第一三共米国法人の取締役になっていますが、イーロン・マスク氏の依頼で、アレックス・ベレンソン氏が、〝ツイッターファイル〟を調べたところ、同氏がワクチン推進に邪魔になる人間を検閲排除するよう、エックス（旧ツイッター）に働きかけていたことが分かりました。

日本においても、２０２３年3月22日の参議院予算委員会での答弁で厚労省は、副反応の審査を担当しているＰＭＤＡ（独立行政法人　医薬品医療機器総合機構）のうち78％が製薬会社の収入によっていると報告しています。

審査する側が実質製薬会社側なのですから、利益相反がないはずがありません。

実際、ＰＭＤＡは臨床医と解剖医が明らかにワクチン接種と死亡との因果関係ありとしている事例の多くを覆しています。多くの医療関係者が、通常、医学の常識ではそんなことは考えられないと言っています。

「医療ガバナンス研究所」は製薬会社から医師に支払われた金銭のデータベースを公開して

いますが、それによれば、2020年のテレビ出演数上位10人のうち、4人がワクチンメーカーから謝礼を受け取っていたそうです。

挙げればキリがないほどで、各国政府や外郭団体、有識者会議、国際機関は、製薬会社や製薬会社の株式を保有する企業等の関係者が、名を連ねているのです。

●各国政府が結んでいるワクチンの不平等契約

ワクチンは各国政府が買い取ることになっていますが、**その契約内容はいっさい明かされていません**。

しかし、アルバニアやブラジル、イスラエルの契約内容がリークされています。

ロバート・マローン博士や苫米地英人博士、井上正康博士によると、発注分はたとえ納期が遅れ、変異株に対応しなくなってもキャンセル出来ない、有害事象については製薬会社が責任を負わずに各国政府が責任を持つ、なおかつ、10年間は開示してはならない、訴訟が起きた場合は購入国が費用を全て負担する等の契約内容だそうです。

ワクチンの契約は基本的には各国同じなので、従って、**日本政府もワクチンの害を認め**

たら契約違反になるので、認めることが出来ないのだろうということです。

●研究用にワクチンが提供されない理由

さらにおかしなことに、新型コロナワクチンについては、第三者は研究には使ってはならないことになっているのです。

つまり、成分も不開示。効果や副作用も製薬会社が提供するデータに頼るしかなく、第三者による検証が一切行えないのです。

今年３月22日の参議院における質問主意書の答弁書によると、新型コロナワクチンについては、予防接種に用いることを本来の目的として製薬会社と契約を結んでいます。そのため、政府が所有する新型コロナワクチンを、一般に提供することは考えていません。

新型コロナワクチンの開発のために政府が費用を補助して研究を行う者に対しては、ワクチンメーカーの同意を得た上で、例外的に提供するとしています。

しかし、実際は同意が得られていないのが実態です。

●厚労省データ改ざんの衝撃
～ワクチン接種とコロナ感染症の心筋炎比較データ～

ワクチンの有効性や危険性に関して、厚労省は何回もミスリードを誘うようなデータや改ざんされたデータの発表を行っています。

まずは、2021年の10月15日にワクチン分科会副反応検討部会で提出されたワクチン接種をした場合とコロナに感染した場合の心筋炎の発生件数の比較グラフです。

当然、発生率の比較ですから、分母はワクチン接種者数とコロナ感染者数の比較でなくてはいけません。小学生でも分かる当たり前の話です。

ところが、コロナ感染の方は入院者数を分母に取っているため、ワクチン接種よりもコロナ感染の方がはるかに危険であると誤認させる内容となっています。

ご存じのようにコロナ感染しても入院する人はごくわずかです。分母が入院者数という記述は検討部会の資料には記載されていましたが、一般向けに配布されたリーフレットには記載されていません。これは**ミスリードというよりは、むしろ改ざん**です。

この件は国会でも追及されましたが、厚労省は、より分かりやすくしたかったと苦しい弁明に終始しました。

問題は、「なぜこんなことをするのか」ですが、当時ワクチンの副反応として心筋炎が着目されており、ワクチンの弊害を隠蔽する目的があったとしか考えられません。

●厚労省データ改ざんの衝撃　～ワクチン接種歴別感染率データ～

さらに酷い「大本営発表」は続きます。

厚労省は２０２２年の８月まで、ワクチンの効果を検証するための接種歴別の10万人あたりの感染者数を毎週発表していました。

ところが、感染者の接種歴を確認する際に、接種したかどうかが分からない人や、接種したけれど接種回数が分からない人たちを「接種歴不明」ではなく、「未接種者」の方に入れていました。

接種回数毎の人数は各自治体から集められたデータを集計したもので、未接種者の人数は人口データから接種者数を引いて出しています。

従って、分母は変わりませんが、このようにした場合、**分子が大きく変わるので、感染率（10万人あたりの感染者数）は未接種者が劇的に多くなる**のです。

諸外国の傾向とはあまりにも異なっていたため、専門家から数字がおかしいのではないかと指摘され、2022年の5月11日から未接種者ではなく接種歴不明者の方に正しく入れ直したデータが新たに公表されました。

すると、2回接種者の方が未接種者よりもむしろ感染しやすい世代が次々に現れ、前週までのデータと全く異なる結果となってしまったのです。

さらに時間が経つと、3回接種者の感

【表4】

ワクチン接種歴別の新規陽性者数（3/28-4/3）

	未接種			2回目接種済み（3回目接種済みを除く）			3回目接種済み			接種歴不明
	新規陽性者数（3/28-4/3の合計）	未接種者数（4/3時点）	10万人あたりの新規陽性者数	新規陽性者数（3/28-4/3の合計）	2回目接種者数（3回目接種者数を除く）（4/3時点）	10万人あたりの新規陽性者数	新規陽性者数（3/28-4/3の合計）	3回目接種者数（4/3時点）	10万人あたりの新規陽性者数	新規陽性者数（3/28-4/3の合計）
0-11歳	52,955	11,388,296	**465.0**							
12-19歳	14,451	2,087,112	**692.4**	16,437	6,404,945	**256.6**	418	400,837	**104.3**	6,083
20-29歳	17,429	2,459,779	**708.6**	22,056	7,494,916	**294.3**	3,939	2,750,520	**143.2**	7,696
30-39歳	14,836	2,796,525	**530.5**	18,450	8,192,783	**225.2**	4,311	3,289,516	**131.1**	7,207
40-49歳	12,690	3,049,773	**416.1**	18,541	9,811,629	**189.0**	5,550	5,483,477	**101.2**	7,012
50-59歳	6,414	1,405,079	**456.5**	9,780	7,660,565	**127.7**	4,004	7,691,339	**52.1**	3,480
60-64歳	1,596	638,610	**249.9**	1,969	2,196,654	**89.6**	1,541	4,559,862	**33.8**	924
65-69歳	1,045	968,507	**107.9**	766	960,919	**79.7**	1,547	6,152,534	**25.1**	578
70-79歳	1,542	909,366	**169.6**	1,107	1,607,710	**68.9**	2,483	13,671,397	**18.2**	912
80-89歳	1,071	130,055	**823.5**	696	1,048,919	**66.4**	1,502	7,842,457	**19.2**	697
90歳以上	469	13,635	**3439.7**	280	358,075	**78.2**	689	1,996,688	**34.5**	288

※ HER-SYSに登録されている新規陽性者を、不明を含むワクチン接種歴の有無で分けて集計し、報告日における新規陽性者数の7日間の合計を算出。（データは4月4日参照。データは日々更新され、今後最新のデータが反映される。）
※ HER-SYSに年齢情報がない者は含まれない。
※ HER-SYSデータに日本最高齢（令和4年4月4日現在）を上回る年齢で届出があった者はいずれにも含まれない。
※ 新規陽性者には無症状感染者も含まれる。
※ 10万人あたりの新規陽性者数は、7日間の新規陽性者数の合計を期間の最終日（4/3）のワクチン接種の有無で分けた人数で割り人口10万人対に換算したものであり、結果の解釈には留意が必要。
※ ワクチン接種者数は、ワクチン接種記録システム（VRS）に報告されている報告データに基づき算出。（データは4月4日参照。データは日々更新されるため、接種から記録されるまでにはタイムラグがあり、今後最新のデータが反映される。）
※ 未接種者数は各年代の人口の総計から接種済みの人数を引いて算出。また、年齢階級別人口は、首相官邸ホームページの公表データを使用（総務省が公表している「令和3年住民基本台帳年齢階級別人口（市区町村別）」のうち、各市区町村の性別及び年代階級の数字を集計したものを利用。）。

【表５】

ワクチン接種歴別の新規陽性者数（4/11-4/17）

	未接種			２回目接種済み（３回目接種済みを除く）			３回目接種済み			接種歴不明
	新規陽性者数（4/11-4/17の合計）	未接種者数（4/17時点）	10万人あたりの新規陽性者数	新規陽性者数（4/11-4/17の合計）	２回目接種者数（３回目接種者数を除く）（4/17時点）	10万人あたりの新規陽性者数	新規陽性者数（4/11-4/17の合計）	３回目接種者数（4/17時点）	10万人あたりの新規陽性者数	新規陽性者数（4/11-4/17の合計）
0-11歳	46,802	10,799,891	433.4							
12-19歳	7,338	2,112,048	347.4	15,474	6,128,908	252.5	580	658,769	88.0	13,047
20-29歳	8,618	2,441,705	353.0	18,718	6,643,372	281.8	4,454	3,624,780	122.9	15,583
30-39歳	7,346	2,796,470	262.7	18,340	7,033,316	260.8	6,175	4,453,712	138.6	17,309
40-49歳	5,139	3,076,496	167.0	16,158	7,884,204	204.9	7,385	7,387,327	100.0	15,334
50-59歳	2,669	1,371,231	194.6	8,295	5,493,818	151.0	5,760	9,894,133	58.2	8,164
60-64歳	629	630,752	99.7	1,628	1,387,341	117.3	2,272	5,377,778	42.2	2,331
65-69歳	413	987,572	41.8	644	651,337	98.9	2,244	6,443,717	34.8	1,666
70-79歳	524	894,759	58.6	909	1,058,375	85.9	3,447	14,237,203	24.2	2,521
80-89歳	357	107,159	333.1	592	717,055	82.6	2,068	8,199,319	25.2	1,744
90歳以上	174	3,435	5065.5	257	248,491	103.4	918	2,117,271	43.4	789

未接種よりもむしろ感染しやすい

※　HER-SYSに登録されている新規陽性者を、不明を含むワクチン接種歴の有無で分けて集計し、報告日における新規陽性者数の７日間の合計を算出。（データは５月２日参照。データは日々更新され、今後最新のデータが反映される。）
※　ワクチン接種歴が未記入の場合、令和４年４月20日までのADB提出データでは未接種に分類していたが、５月11日以降のADB提出データでは接種歴不明に分類している。
※　HER-SYSに年齢情報がない者は含まれない。また、日本最高齢（令和４年５月２日現在）を上回る年齢で届出があった者はいずれにも含まれない。
※　新規陽性者には無症状病原体保有者も含まれる。
※　10万人あたりの新規陽性者数は、７日間の新規陽性者数の合計を期間の最終日（4/17）のワクチン接種の有無で分けた人数で割り人口10万人対に換算したものであり、結果の解釈には留意が必要。
※　ワクチン接種者数は、ワクチン接種記録システム（VRS）に報告されている報告データに基づき算出。（データは５月２日参照。データは日々更新されるため、接種から記録されるまでにはタイムラグがあり、今後最新のデータが反映される。）
※　未接種者数は各年代の人口の総計から接種済みの人数を引いて算出。また、年齢階級別人口は、首相官邸ホームページの公表データを使用（総務省が公表している「令和３年住民基本台帳年齢階級別人口（市区町村別）」のうち、各市区町村の性別及び年代階級の数字を集計したものを利用。）。

さらっと、データ改ざんを告白

【表６】

ワクチン接種歴別の新規陽性者数（8/15-8/21）

	未接種			２回目接種済み（３回目接種済みを除く）			３回目接種済み			接種歴不明
	新規陽性者数（8/15-8/21の合計）	未接種者数（8/21時点）	10万人あたりの新規陽性者数	新規陽性者数（8/15-8/21の合計）	２回目接種者数（３回目接種者数を除く）（8/21時点）	10万人あたりの新規陽性者数	新規陽性者数（8/15-8/21の合計）	３回目接種者数（8/21時点）	10万人あたりの新規陽性者数	新規陽性者数（8/15-8/21の合計）
0-11歳	123,713	10,597,243	1167.4							
12-19歳	23,543	2,204,790	1067.8	37,279	3,333,876	1118.2	25,655	3,390,239	756.7	36,118
20-29歳	31,544	2,400,073	1314.3	57,281	3,978,579	1439.7	74,316	6,343,903	1171.5	54,786
30-39歳	26,916	2,830,393	951.0	47,369	3,844,844	1232.0	76,099	7,619,771	998.7	52,163
40-49歳	21,253	3,177,059	669.0	41,110	3,852,345	1067.1	97,554	11,326,361	861.3	52,018
50-59歳	12,800	1,201,778	1065.1	21,154	2,334,152	906.3	93,244	13,228,518	704.9	39,435
60-64歳	3,421	607,723	562.9	4,268	540,738	789.3	36,380	6,249,453	582.1	13,542
65-69歳	2,259	1,056,802	213.8	2,246	331,779	677.0	29,984	6,695,865	447.8	9,844
70-79歳	3,494	857,349	407.5	3,029	538,697	562.3	49,833	14,798,422	336.7	16,535
80-89歳	2,403	23,528	10213.4	2,170	369,796	586.8	29,413	8,634,215	340.7	11,32[illegible]
90歳以上	1,072	–	–	892	125,177	712.6	12,123	2,276,996	532.4	5,1[illegible]6

ほぼ全世代が未接種者より感染しやすい

3回接種した方が感染しやすい世代

去年の人口データを使っているので、こんなおかしな数字になっている

接種歴不明者が多すぎ。実際は接種者が多く含まれていると思われる

※　HER-SYSに登録されている新規陽性者を、不明を含むワクチン[illegible]で分けて集計し、報告日における新規陽性者数の７日間の合計を算出。（データは８月22日参照。データは日々[illegible]され、今後最新のデータが反映される。）
※　ワクチン接種歴が未記入の場合、令和４年４月20日までのAD[illegible]に分類している。
※　HER-SYSに年齢情報がない者は含まれない。また、日本最高齢（令和４年８月22日現在）を上回る年齢で[illegible]
※　新規陽性者には無症状病原体保有者も含まれる。
※　10万人あたりの新規陽性者数は、７日間の新規陽性者数の合計を期間の最終日（8/21）のワクチン接種の有無[illegible]
※　ワクチン接種者数は、ワクチン接種記録システム（VRS）に報告されている報告データに基づき算出。（データは８月22日参照。データは日々更新されるため、接種から記録されるまでにはタイムラグがあり、今後最新のデータが反映される。）
※　未接種者数は各年代の人口の総計から接種済みの人数を引いて算出。また、年齢階級別人口は、首相官邸ホームページの公表データを使用（総務省が公表している「令和３年住民基本台帳年齢階級別人口（市区町村別）」のうち、各市区町村の性別及び年代階級の数字を集計したものを利用。）。
※　接種済みの人数が年齢階級別人口を超える場合は、未接種者数及び10万人あたりの新規陽性者数を"−"で示す。
※　令和４年６月30日に発生届様式が変更されたため、同年７月１日以降のデータでは、変更後の発生届様式に基づくHER-SYSデータを使用して集計している。なお、８月４日以降のデータでは、地域の感染状況等を踏まえ、ワクチン接種歴を含め届出項目のさらなる削減が可能となっている。

表記の期間内に発生した新規陽性者数を単純に集計したものであり、ワクチン接種から検査までの期間が考慮されていないこと、新型コロナウイルスの感染歴等の背景因子が異なる可能性があること等から、本データによりワクチン接種による予防効果が明らかになるものではない。なお、ワクチン接種については、有効性の分析を行った学術論文等に基づいて、厚生科学審議会での議論を経て決定されており、本データに基づいて決定されているものではない。

厚生労働省ウェブサイト：新型コロナウィルス感染症対策アドバイザリーボード資料より抜粋

染率も未接種者より高くなるという逆転現象がさらに顕著になりました。

しかも、訂正されたとはいうものの、これでもまだ不十分なのです。

接種歴不明と言っても、接種したかどうかまで分からないとは考えられず、実際は接種したけれど、回数がうろ覚えな人がほとんどだからです。

その人たちは本来2回接種者か3回接種者に分類されるべきです。

しかし、その数字がごっそり抜けていますから、接種者の感染率の方が下がるのです。

従って、この表よりもさらに接種者の方が感染しやすい状況であるというのも、一部の専門家が指摘していますが、厚労省は無視を決め込み、そのままになっているのです。

そして、ついに2022年の8月を持って、接種歴別の感染者数のデータ収集そのものが取りやめとなりました。

理由は保健所の労力軽減とか、調査自体が正確ではないと言い始めたのです。

いえいえ、データ改ざんが指摘される前は、このデータを使ってワクチンには効果があるということが盛んに宣伝されていましたよね。

ところが、誤りを指摘され、接種推進に都合が悪いデータが出てくると、調査自体が正確ではないといい始め、ついには中止することになったのは、明らかに不都合な事実の隠蔽行為としか考えられません。

ワクチン推進に都合がいいことはデータを改ざんしてまで載せる。

一方、都合が悪いことはあくまで隠し通す。本当に懲りないというか、完全に分かっていてやっていますから、姑息としか言いようがありません。

●ワクチン被害に真摯に向き合おうとしない厚労省

新型コロナワクチンの接種回数は２０２３年12月19日時点で、４億３２２６万９９８２回（首相官邸公表数）ですが、副反応疑い報告は３万２１２２件、接種後の死亡報告は２１２２件にものぼります。

もちろんこの中にはワクチンが原因でないものも含まれているでしょう。しかし、逆に報告されていないケースも多く、氷山の一角ではないかとの指摘も多くなされています。

厚労省の副反応検討部会では、ほとんどが情報不足により評価不能とされていますが、果たして情報収集の努力はされているのでしょうか。

これとは別に、予防接種健康被害救済制度というものがあり、新型コロナワクチンによる健康被害認定件数は２０２４年１月31日時点で６０８８件、死亡認定件数は４５３件となっています。これは、１９７７年以降の45年間に認定されたすべてのワクチン被害死亡認定件数３５２２件、死亡認定数１５１件をはるかに上回っているのです。

２０２４年１月９日の厚労大臣の定例記者会見で、ある記者は次のような指摘を行いました。

「新型コロナワクチンによる健康被害の規模は大臣がおっしゃる一定の範囲を軽く超えています。また、レプリコンワクチンについてファイザー社のワクチンと比較して明確な差がないということは、すでに発生している甚大な健康被害・死亡事例が繰り返されるリスクがあるということです。

大臣は新型コロナワクチン、ｍＲＮＡワクチン接種のリスクとベネフィット、安全性に関する最終的な決断は厚生労働大臣が負うと断言されました。現状明確に可視化されている問題に目をつむったまま見切り発車し、今後、大臣及び厚労省の想定を大きく超える新たな健康被害が発生した場合、大臣は責任を取って辞任し、厚労省は十分な賠償責任を果たす覚悟がおありであると我々国民は理解してよろしいでしょうか」

それに対して、武見厚労大臣は、用意された原稿を淡々と読み上げただけでした。

「まず新型コロナワクチン接種後の副反応が疑われる症状の報告については定期的に開催している審議会において評価を行っています。審議会においては現時点ではこれまでの報告によってワクチンの接種体制に影響を与える重大な懸念は認められないと評価しております。

また予防接種後の健康被害が極めてまれではあるが、不可避的に生ずるものであることから、予防接種と健康被害との因果関係が認定された方を幅広く救済することを目的として、予防接種法に設けられております健康被害救済制度の適切な運用が重要と考えます」

記者は具体的な統計データを挙げて質問しているのに、根拠も示さず紋切り型の答弁を繰り返すばかり。果たしてこんな答弁で納得できる国民がいるのでしょうか。我々国民を馬鹿にしているとしか考えられません。

新型コロナワクチン後遺症患者の救済は、現実には遅々として進んでいません。審査に半年から1年半もかかるのです。

２０２４年1月31日時点で１０１３５件の申請件数に対し、約３割の２９５７件が審査未着手となっています。審査手続もハードルが高く、カルテや診療に関する資料を病院から取り寄せ、自治体に自ら申請しなくてはなりません。

病院で診てもらおうとしても、「コロナワクチン後遺症なんてものはない」「原因不明、因果関係不明、治療不可能」「ワクチン後遺症の診療はお断り」等、医療機関の良識にもとるような酷い対応をされたという報告も数多く上がっています。心が折れて泣き寝入りしている人もたくさんいるのです。

ＭＢＳの取材に対し、厚労省は「工夫して国民の皆さまの不安に寄り添っているものと考えます。引き続き迅速な救済に取り組んでまいります」と回答していますが、言っていることとやっていることが真逆であると感じるのは、私だけでしょうか。

ちなみに武見敬三厚労大臣は、元・日本医師会会長・武見太郎氏の息子であり、自らもＷＨＯの親善大使を務めています。

また、厚労省の予防接種・ワクチン分科会副反応検討部会では、製薬会社から金銭を受け取っている委員も数多く含まれています。例えば、２０２４年1月26日の会議においては、

9人の委員のうち6人が金銭を受け取っているのです。
これは、利益相反にはならないのでしょうか。

●マスメディアによるチェリーピッキング

このような事実は、愛知のCBCや大阪のサンテレビなどの一部のテレビでは報道されていますが、在京キー局ではほとんど報道されませんでした。

新聞でもごく一部で報道されただけ。ネットニュースには多少載りましたが、現在では記事は削除されています。多くの批判コメントがついていましたが、なぜ消すのかはもうお分かりですよね。

2023年の5月からコロナが2類から5類扱いになり、感染者数の全数把握がなくなりました。それ自体は自然な流れですが、ビッグデータがなくなったのですから、ワクチンの効果を統計的に見る場合、慎重になる必要があります。

ところが、実際に行われているのは、安易な**チェリーピッキング**です。

チェリーピッキングとは自分たちの都合の良い情報を抜き出し、逆に都合の悪い情報を隠蔽する詭弁術のことを言います。

朝日新聞デジタルの7月8日の記事によると、静岡県の任意に提出された40人の入院患者のデータによると、中等症Ⅱ以上の高齢者のうち、25％が未接種だったことを取り上げて、県は未接種だと重症化しやすいとして、接種を呼びかけていることを取り上げています。40人のうち高齢者が35人で中等症Ⅱ以上の患者はさらに少ないわけです。

そのような少ない母集団で、なおかつ具体的な人数も公表されていないないデータで結論づけているのは、まさにチェリーピッキングですよね。

●ＮＨＫ　ワクチン死をコロナ死と偽り捏造報道

天下のＮＨＫの偏向ぶりも負けていません。
ワクチンの効果ばかりを宣伝し、副反応や後遺症に関する報道はほとんどなし。
そして、２０２３年の５月15日にあり得ないような「事件」が起きました。

ニュースウォッチ9で、ワクチン後に亡くなった方をあたかもコロナで亡くなったかのように見せかけた放送を行い、抗議が殺到。翌日の番組内で誤りであったことを謝罪したのです。

NHKの方からワクチン後に亡くなった遺族に取材を持ちかけたにもかかわらず、遺族の意向を裏切って、コロナ死としか受け取れないような放送を行ったのです。

コロナの怖さを訴えたいのであれば、わざわざワクチン死の遺族を取材する必要などありません。そこには、明確な捏造の意図が感じられます。

ワクチンのワの字も登場せず、切り取られた映像を組み合わせてコロナは怖いと印象づける、まるでプロモーションビデオのような内容でしたが、ニュース番組でそんなものを放送する必要があるのでしょうか？

NHKは公共放送としての使命を放棄し、まるで政府や製薬会社の広報機関に成り下がり、なんとしてもワクチン後遺症をコロナ後遺症にすり替え、ワクチン死をコロナ死にすり替えようとする意図が見え見えでした。

2023年12月5日にBPO（放送倫理・番組向上機構）は、事実を正確に伝えるという基本を逸脱したとして放送倫理違反があったという意見を公表しました。

すでに関係者の処分が発表されていますが、内容は言い訳と番組製作に関わった数人の関係者の処分のみでした。

本来ならば、取材内容を正しく放送するべきなのに、それもやらないままです。あくまでもワクチンの害は放送したくないのでしょう。もはや、地に落ちたというしかありません。

●パンデミックはマッチポンプ商法の舞台だった

昨今はコロナ禍も落ち着きつつあります。

何事もなかったように平常に戻った人たちがいる一方で、生活面で苦境に陥ったり、事業を畳まざるを得なかったり、健康を損なった方々も数多くおられます。

2021年から2023年にかけては、約30万人レベルでの超過死亡が発生しています。様々な原因があるにせよ、パンデミックで命を失った方も多いのです。

一方で、製薬会社やIT企業、前述の投資会社等は空前の売上と同時に株価も上昇し、含み資産も一気に増えました。世界中の市民がパンデミックで疲弊した状況とは全く対照的です。

２０１９年の国際貧困支援ＮＧＯオックスファムの発表によると、超富裕層26人の資産は、全人類の所得の少ない方の半分と同じ資産額だとのことですが、ここ数年でさらに格差が増大したとのことです。

結局、過剰なまでのコロナ禍対策とロックダウンやワクチン接種の過剰な推進などの強権政策は、医療製薬利権に群がる資本家達が仕組んだマッチポンプ商法だったのでしょう。

●ワクチンに関して、さらに深まる疑惑

新型コロナワクチンについては、ネガティブなことを言う度に「**陰謀論**」のレッテルが貼られてきましたが、不都合な事実がどんどん明るみになっています。

各国の比較データで打てば打つほど感染するということが事実となり、重症化予防効果もほとんどないことが判明してきました。

コロナに関しても、他の疾病に関してもむしろかかりやすいというデータが数多く出ています。

感染予防効果があるというはウソ
重症化予防効果もウソ
持続効果があるというのもウソ
筋肉注射だから全身に廻らないというのもウソ
mRNAだから速やかに分解されるというのもウソ
副反応はあるけれど、後遺症はほとんどないということもウソ
全てがウソでした。

おまけに、まさかと思えるようなことまで、現実になろうとしています。
現在進行形の疑惑で明らかになりつつあることとして、以下のようなことが挙げられます。

mRNAワクチンにDNAが混入している。
酸化グラフェンが含まれている。
ロットによって成分が大きく異なっている。

接種者の体からエクソソームが拡散し、未接種者にも伝搬するシェディング現象が頻発している。

もはや「陰謀論」ではなく、本物の「陰謀」が進んでいると言っていいでしょう。

●草刈場となっている日本という国

憶測を排し、出来るだけ根拠に基づいた客観的な情報を書きましたが、それでもまだ「陰謀論」というレッテルを貼る方も多いと思います。しかし、今、世界的にはいろんなところで真実が暴露されてきています。

ここに書いたことは大手のマスメディアでは部分的にしか伝えられていませんが、様々なメディアで拡散され、世界的には多くの方に共有されている「事実」です。

世界的にはマスメディアを信頼する人は激減しており、多くの国では3割程度しか信頼していません。報道の自由度ランキングでも、日本は先進国では圧倒的最下位の68位。ところが、日本人はマスメディアの嘘にも気がつかず、未だに7割以上の人がマスメディアを信用しているのです。

なぜそうなってしまうかというと、島国でお互いに助け合い平和に暮らしてきた日本人の美徳が裏目に出ているように思います。

他人に接する場合、特に国家や企業同士のような関係の場合、あくまで「戦略的」に接するものであり、相手が間抜けな場合は、騙すことも当たり前だという感覚がわからないのですよね。

もうひとつは、戦後の洗脳教育で、安心・安全というのが、自らが勝ち取るものではなく、他者に依存するようになってしまったことも挙げられると思います。

要するに、いい会社に入って、たくさん保険に入れば安心、みたいな考え方です。

だから自分で考えずに権威にしがみつくのです。

危惧されているのが、日本という国が、世界的には商売の場を失いつつある国際金融資本の草刈場となることです。

いや、もうすでにかなりの部分なっているのです。

世界のほとんどの国では、パンデミックはとっくの昔に終了し、新たにワクチンを接種する人もほとんどいません。

ところが、日本はいまだに、第10波が到来すると脅かされ、動物実験すらしていない７回目のワクチン接種に行列をなしています。今後開始される定期接種に参加する人も多そうです。ｍＲＮＡワクチンの工場が次々と誘致され、世界に先駆けて効果も副作用も全く未知数のレプリコンワクチンも承認されてしまいました。

恐怖を散々煽ってわかりやすい解決方法に誘導する「ショックドクトリン」そのものですが、残念ながら日本人は特に騙されやすいと言えます。

ワクチンだけでなく、他の国では売れなくなった農薬、添加物、遺伝子組み換え作物などが売りつけられ、病気になったところで、高額の薬が売りつけられ、まさにマッチポンプビジネスの舞台になっているのが日本です。

一方では、水や森林などの貴重な資源も買い漁られています。

日本が売買双方で国際金融資本家という悪徳商人のターゲットになっています。

そのことに、少しでも多くの人が気づく必要があるのです。

日本は、いまこそ目覚めなければならないのです。

●「グローバル全体主義」から「個性や地域を大事にする社会」へ

新型コロナウィルスのパンデミックはほぼ収束しつつありますが、WHOは次なるパンデミックに備え、各国共通の施策をより強固なものにするために、ワンワールド・ワンヘルスという施策を掲げ、パンデミック条約の締結やIHR（国際保険規則）の改正を目指しています。その流れには決して乗ってはいけません。

この条約が発効すると、ロックダウンやワクチン義務化等の施策をWHOが主導し、世界共通の施策として行えるようになります。表向きは公衆衛生を守るためですが、WHOが製薬利権とその背後の国際金融資本の利益を代弁する利権まみれの団体であることは、すでに述べた通りです。

WHOのメンバーは選挙によって選ばれたわけではないのに、民主的な手続を経て成立している各国政府の上に立っているのは、民主主義の手続から言っても、全くおかしいことなのです。

パンデミック条約だけでなく、デジクル監視社会への道筋もどんどん引かれています。マイナンバーカードが銀行口座と紐付けされ、個人の資産が管理され、ワクチンを打ったかどうかもチェックされ、打たない人は罰金や行動制限が課される。そのような時代はもうそこまで来ています。これ以上のグローバル全体主義の暴走をなんとしてでも阻止しなくてはなりません。

西欧列強の植民地政策からスタートしたグローバル全体主義は、何百年にわたって、力を密えてきました。グローバル資本家の目的は国家を超えた世界統一政府の樹立と世界市民を奴隷化するデジタル管理社会であると言われています。そして、資本と権力の独占が極度に進んでいる今、彼らの目論見が実視する危険性が日に日に高まっているのです。

今回のパンデミックで、超国家権力である国際金融資本が国家権力を凌駕し、グローバル全体主義を目指していることがますます明白になりました。今、一番問題なのは、国家権力の暴走よりも超国家権力の暴走なのです。

国家権力の暴走が問題になる場合も背後から超国家権力の圧力を受けていることがほとんどです。早くそのことに気がついてください。

パンデミックが終わって平和になったと思ったら大間違いなのです。

なぜなら、今回のパンデミックはボクシングに例えるならジャブです。予行演習と言ってもいいでしょう。ぼんやりしていると、本格的なパンチはこれから飛んで来るのです。

大事なことは市民同士が手を取り合って、反撃することです。

ひとりひとりの気づきによって交互に情報や意見を交換し合い、グローバル全体主義に反対し、ひとりひとりの個性や地域でのつながりを大事にした社会を目指すことが今、最も求められていることなのです。今は本当に岐路に立たされていると思います。地獄に向かうのか、天国に向かうのか、私たちひとりひとりの行動にかかっているのです。

あとがき

植本俊介

2021年8月27日の未明、間質性肺炎で私の母は82歳の生涯を閉じました。持病を患っていたわけでないのに、本当に突然のことでした。

母は社交的な性格で、出かけるのが大好きで、能舞台に立ったり、絵を描いて個展も開いたり、自治会長をやったり、吹矢の同好会を立ち上げたり、いろんなことをやっていました。

コロナ禍でいろんな活動が思うようにいかず、ストレスはそれなりに溜まっていたようですが、7月中旬に2回目のワクチンも打ち、ようやく安心して活動できると思った矢先の出来事でした。

8月8日に電話をしたところ、ちょっと具合が悪いと言うので、横浜の自宅に駆けつけ、タクシーで休日診療所に連れていきました。微熱はありましたが、普通に歩けましたし、救急車を呼ぶほどではなかったのです。

ところが、診療所に着くなり容態が急変。救急車で救急病院に運ばれそのまま入院となったのですが、その時点で助かる確率は50%との厳しい宣告でした。もちろん、いい方の50%にかけたのですが、残念ながら悪い方の50%になってしまいました。

最期は呼吸もかなり苦しそうでしたが、そんな中でも、奇跡を信じて頑張るといい、人生はまだまだこれからだから挑戦せよと私たち兄弟にハッパをかけ、最期は力尽き、静かに息を引き取りました。

コロナに感染したわけではないのに、なぜこんなことになったのでしょうか?

ワクチン接種後は目立った副反応はなかったようですが、能舞台に立っても思うように声が出ず、微熱が数日続いたり、少しずつ体調に異変が生じていたりしたようです。ワクチンとの関連性についても担当医に尋ねましたが、肯定も否定も出来ない、原因は分からない、とのことでした。

当然、厚生労働省にも報告は上がっていません。

自分は限りなく怪しいと思っています。

まず、体調悪化がワクチン接種とあまりにもタイミングが合い過ぎです。

しかも、いくら高齢だとは言っても、持病もないのにあまりに急激な体調の変化でした。間質性肺炎憎悪という症状は、ファイザーが裁判に負けて、しぶしぶ公開したワクチン後遺症リストに載っている症例です。

厚労省への報告でも、間質性肺炎の死亡例は何例も報告されています。

接種のロット番号を調べたところ、1回目は2番目、2回目は12番目に死亡例が多いロットでした。そして、極めつけは、ファイザーと国との契約が、ワクチンに関する後遺症は10年間認めてはいけないという契約です。

99％黒でも因果関係不明とされている理由がこれなのです。

もちろん、本当のところは分かりません。

ただ、これだけ多くの疑い例が挙がっているのですから、少なくとも可能性のひとつとして、政府や専門家はきちんと調べるべきでしょう。

ろくに調べもせずにワクチンの害などあり得ないと、政府、マスメディア、専門家、国民、全てが口を揃えて同じような行動を取っているのは、何かに取り憑かれているとしか思えません。まさに洗脳です。

ここ10年ぐらい、世の中の動きがなんだかおかしいなとは思っていました。普通ではない動きが、徐々に起きていることは感じ取ってはいました。

パンデミックが起きたとき、疑念が確信に変わり、母の死を契機により深く調べるようになり、世界中の情報から証拠集めを行い、ストックしていました。

実は、私の父親は元厚労省の役人です。

在職当時は厚生省でしたが。退職後、病院に天下りしましたが、医療と製薬利権について、嘆いていたことをよく覚えています。

それでも、その当時はまだマシだったと思います。今は本当に酷い状態です。

母の死を決して無駄にはしたくないという思いと、父親の後輩たちが魂を売ったことは、決して許すことが出来ません。医療の専門家でもない私が、この問題に首を突っ込み、本の執筆に関わろうと思ったのは、そのような理由です。

今回のパンデミックは、医療や公衆衛生の視点だけでは語れません。

本当に何が起きたのかは、包括的な社会現象として見ることが重要です。

そのような問題を語るのには誰が適任でしょうか？

医療関係者？　ジャーナリスト？　社会学の専門家？

現代は、専門分野が細分化され、タコツボ化した狭い専門領域のことしかわからない専門家がほとんどであることが大きな問題です。社会全体のことが分かる人などほとんどいないのです。

また、利権の方ばかり向いていて、魂を売ってしまった専門家も多く、本当に酷い状況です。専門家と言うだけでは全く当てにならないのです。むしろ、分野を超えて、包括的な視点を持っている人を探す方がはるかに重要です。

地位や専門領域にかかわらず、それらの有能な人を見つけていくことが今一番求められていることです。

特に、パンデミックが始まって以来、明暗がクッキリ分かれましたよね。

私は建築が専門ですが、建築というのも多領域にまたがる包括的な視点が重要な世界です。社会学や医療、健康という分野にも非常に興味があり、長年コツコツと勉強し、包括的な視点を持ち続けるように努力してきました。

誰がやっても難しい作業なので、パンデミックを振り返い、これからすべきことを考えるという難題に、久留さんと一緒に取り組むことにしたのです。

本書に書かせていただいた内容は、誰でもアクセスすることができる公開情報をまとめたものです。基本的に、裏情報になどというものはありません。現代は、公開情報だけでも相当なことが分かります。問題なのは、目の前にある「事実」を見ないことだと思います。

社会に散らばる多くの優秀な方から情報をいただき、自分でも1次情報を確認するようにしましたが、とても有益な作業でした。

微力ではありますが、世の中の方々と、少しでも真実を共有出来ればと思っています。

この世の中が、正常な世界に戻りますように。

【参考文献】

アメリカの国家犯罪全書　ウィリアム・ブルム（益岡賢 訳）／作品社
環境学と平和学　戸田清／新泉社
株式会社アメリカの日本解体計画　堤未果／経営科学出版
日本が売られる　堤未果／幻冬舎
デジタルファシズム　堤未果／NHK出版新書
ディープステート　世界を操るのは誰か　馬渕睦夫／WAC
マスクを捨てよ、町へ出よう　井上正康、松田学／方丈社
食の戦争　米国の罠に落ちる日本　鈴木宣弘／文藝春秋
「日米合同委員会」の研究　吉田敏浩／創元社
戦後史の正体　孫崎亨／創元社
コロナと金　ダニエル社長／ヒカルランド
占領軍の検閲と戦後日本　閉ざされた言語空間　江藤淳／文藝春秋
超国家権力の正体　苫米地英人／ビジネス社
日本人の99％が知らない戦後洗脳史　苫米地英人／ヒカルランド
ザ・ロスチャイルド　林千勝／経営科学出版
ショック・ドクトリン（上）（下）　ナオミ・クライン／岩波書店
堤未果のショック・ドクトリン　堤未果／幻冬舎新書
人類を裏切った男（THE REAL ANTHONY FAUCI）（上）（中）（下）
ロバート・F・ケネディー・ジュニア／経営科学出版

参考文献

仕組まれたコロナ危機　ミシェル・チョスドフスキー／共栄書房

いま世界の中で起きている「本当のこと」　及川幸久／徳間書店

「過剰医療」の構造　藤井聡／ビジネス社

未来免疫学　安保徹／インターメディカル

絵でわかる免疫　安保徹／講談社

免疫の新常識　安保徹／永岡書店

新型コロナウイルス　水谷哲也／東京化学同人

新型コロナと巨大利権　大村大次郎／ビジネス社

コロナ論1　小林よしのり／扶桑社

新型コロナ超入門　水谷哲也／東京化学同人

本当はこわくない新型コロナウイルス　井上正康／方丈社

コロナ論2　小林よしのり／扶桑社

ＰＣＲは、ＲＮＡウイルスの検査には使ってはならない　大橋眞／ヒカルランド

新型コロナとワクチンの秘密　近藤誠／ビジネス社

コロナ自粛の大罪　鳥集徹／宝島社

コロナ脳　日本人はデマに殺される　小林よしのり、宮沢孝幸／小学館

京大驚きのウイルス学講義　宮沢孝幸／ＰＨＰ研究所

コロナと無責任な人たち　適菜収／祥伝社

新型コロナが本当にこわくなくなる　井上正康、松田学／方丈社

新型コロナワクチンの正体　内海聡／ユサブル

新型コロナの大誤解　西村秀一／幻冬舎
新型ワクチン副作用が出る人でない人　近藤誠／小学館
ゼロコロナという病　藤井聡、木村盛世／産経新聞
コロナワクチンの恐ろしさ　高橋徳、中村篤史、船瀬俊介／成甲書房
コロナワクチン、被害症例集　これでもあなたはまだ打ちますか？　中村篤史／ヒカルランド

大丈夫か、新型ワクチン　岡田正彦／花伝社
ワクチンで殺される　船瀬俊介／共栄書房
コロナのウソとワクチンの真実　近藤誠、和田秀樹／ビジネス社
新型ワクチン誰も言えなかった「真実」　鳥集徹／宝島社
コロナワクチンの危険な理由　荒川央／花伝社
ウイルス学者の責任　宮沢孝幸／ＰＨＰ研究所
「副作用死」ゼロの真実　近藤誠／ビジネス社
コロナワクチン接種の爪痕　遺族の叫び　中村篤史、鵜川和久／ヒカルランド
コロナワクチン　失敗の本質　宮沢孝幸、鳥集徹／宝島社
けっきょく、新型コロナとはなんだったのか　大橋眞／花伝社
新型コロナ　ワクチン後遺症の早期改善が叶う　薬物を用いない治療方法　高橋嗣明／創藝社（健療出版）
コロナ利権の真相　鳥集徹＋特別取材班／宝島社
コロナワクチンの危険な理由２　荒川央／花伝社
薬害「コロナワクチン後遺症」　鳥集徹／ブックマン社

参考文献

ウイルス学者の絶望　宮沢孝幸／宝島社
新型コロナワクチンの光と影　大石邦彦／方丈社
医者が飲まない薬　誰も言えなかった「真実」　鳥集徹編集／宝島社
世界を欺いたコロナワクチン　鳥集徹、藤江成光、闇のダディ／宝島社
河野太郎とワクチンの迷走　大村大次郎／かや書房
ワクチン後遺症社会の到来　福田克彦／ヒカルランド

著者プロフィール

久留義寿（ひさとめよしひさ）

鹿児島市生まれ。高校卒業までを過ごす。その後、予備校を経て、東京大学入学。９年間かけて卒業。O製薬会社のグループ企業・J社（免疫関連）に入社。

マラリアワクチンなどの開発研究。脂質検査薬開発研究。突然死データ収集。臨床開発。営業学術教育。統計などを経験。

You Tubeにて「二つビンタ暗算法：２桁×２桁を中心）を毎日発信。

植本俊介（うえもとしゅんすけ）

建築家／社会問題研究家
1963年東京生まれ
東京大学建架学科卒業、大学院都市工学専門課程修了。
社会問題に関心を持ちつつ、大学では建築学を学ぶ。設計事務所に勤務後、株式会社植本空間設計舎を主宰。設計と同時に、日々社会問題の研究も行っている。

それでもまだ新型コロナワクチンを信じますか？

生き残るために知るべきこと

2024年3月25日　第1刷発行

著　　者　久留義寿、植本俊介
発 行 人　吉木稔朗

発 行 所　株式会社創藝社
〒160-0023 東京都新宿区西新宿7-3-10　21山京ビル504号室
電話: 050-3697-3347

印　　刷　中央精版印刷株式会社

デザイン　合同会社スマイルファクトリー

落丁・乱丁はお取り替えいたします。
※定価はカバーに表示してあります

ISBN978-4-88144-272-2　C0047